Gabriel Cousens

Vier Schritte zur bewussten Ernährung

Der Weg zu Gesundheit und Transformation

Hinweise

Die hier enthaltenen Informationen sind keine medizinischen Ratschläge oder Behandlungsempfehlungen. Bei der Durchführung von Ernährungsumstellungen oder Fastenkuren sollte ein naturheilkundlich orientierter Arzt konsultiert werden.

Dieses Buch beinhaltet Teil III, „Transition to Vegetarianism", des Werkes *Conscious Eating* von Gabriel Cousens.

Lektorat: Christian Andreas Hofer
Korrektorat: Otmar Fischer
Umschlaggestaltung: Rosi Weiss
(unter Verwendung von Fotos von © Fotolia.com/Stefan Körber; © 123RF.com/Sergey Nivens; © 123RF.com/Elnur Amikishiyev; © istockphoto.com/stevecoleimages)
Innenlayout: Hans-Jürgen Maurer
Druck: FINIDR, s.r.o., Český Těšín/Tschechische Republik

Hans-Nietsch-Verlag
Am Himmelreich 7
79312 Emmendingen

www.nietsch.de
info@nietsch.de

ISBN 978-3-86264-238-0

Inhalt

Einleitung 7

1. Die Umstellung auf vegetarische Ernährung 9

Körperliche Entgiftung 15

Die Psychologie der Ernährungsumstellung 18

Neue Perspektiven 24

2. Phase I: Gesünder ohne Fleisch 29

Wie Sie chemisch behandelte Produkte meiden können 36

Der Übergang zu einer gesünderen Ernährung 47

Unerhitzte Fette sind ungefährlich 52

Eine fleischorientierte Kost schadet Ihrer Gesundheit 56

3. Gesundheit und Trinkwasser 61

Wie kommt es zur Wasserverschmutzung? 66

Wo gibt es reines und gesundes Wasser? 68

Strukturiertes Wasser 72

Welche Faktoren reduzieren das Zeta-Potenzial unseres Wassers? 75

4. Phase II: Ist Fisch empfehlenswert? 79

Fische aus verschmutzten Gewässern 86

5. Phase III: Der Schritt zum Vegetarismus 91

Die Risiken von Milchprodukten 104

Die Ernährung nach Dr. Airola 108

Die makrobiotische Ernährung 109

Die vegetarische Variante 111

Fermentierte Rohkost 113

Orientierungshilfen 116

6. Phase IV: Die spirituelle Dimension der Ernährung 119
Wie viel Nahrung brauchen wir? 126

7. Enzyme sind der Schlüssel zu Gesundheit und Langlebigkeit 131
Die Aufgaben der Nahrungsenzyme bei der Verdauung 139
Wie können wir unsere Enzymvorräte erhalten? 145
Enzympräparate 151
Trennkost 154

8. Rohkost ist ein Geschenk der Natur 161
Gekochte Nahrung ist minderwertig 170
Die Bioelektrizität lebendiger Nahrung 172
Rohkosternährung stärkt das Immunsystem 177
Nahrungsfaktoren mit schlechtem Ruf 180

9. Gesund essen auf Reisen 187
Zum Essen eingeladen 193
Campingausflüge 194

10. Wie Sie sich vor schädlichen Strahlen schützen können 197
Die vier Prinzipien der Strahlenschutzernährung . . . 211
Lichtnahrung 236

Einleitung

In meinen Büchern *Individuelle Ernährung mit Ayurveda* und *Harmonie und Gesundheit mit vegetarischer Ernährung* haben Sie erfahren, wie Sie die Ernährung auf Ihre individuellen Bedürfnisse und Ihren Konstitutionstyp abstimmen können. Ich habe über den Säure-Basen-Haushalt, die Psychologie des Essverhaltens und den Assimilationsprozess der Nahrung berichtet. Des Weiteren bin ich auf die Ängste und Vorbehalte gegen eine vegetarische Ernährungsweise eingegangen. Sie haben gesehen, in welchem Zusammenhang Ihre Ernährung zum Umweltschutz, zum Mitgefühl mit Tieren, zum Welthungerproblem und zum Frieden auf Erden steht. Sie konnten den Einfluss der Nahrung auf Ihr spirituelles Leben kennenlernen. Ich habe Ihnen nähergebracht, wie es ist, wenn Sie die Lebensmittel als Gottes Liebesbotschaften betrachten. Womöglich nehmen Sie sich bereits die Zeit, diese Botschaften zu entschlüsseln. Wenn Sie sich vegetarisch ernähren und diese Aspekte berücksichtigen, wissen Sie, was „bewusst essen" bedeutet. Ist *Vier Schritte zur bewussten Ernährung* für Sie hingegen der Einstieg in eine neue Welt der Gesundheit und Spiritualität, steht noch ein wesentlicher Schritt aus: der Übergang zu einer vegetarischen Ernährung.

Es gibt viele Möglichkeiten, sich auf Vegetarismus umzustellen. Gemeinsam werden wir in diesem Buch häufig gestellten Fragen nachgehen. Ich werde Ihnen zeigen, wie Sie zu einer laktovegetarischen oder rein vegetarischen Rohkosternährung kommen können. Genießen Sie diesen Prozess! Nehmen Sie sich so viel Zeit, wie Sie benötigen. Gehen Sie behutsam vor. Im Vegetarismus geht es um Frieden. Sie müssen deshalb mit sich im Reinen sein, während Sie Ihr Essverhalten ändern. Zu rasche oder erzwungene Veränderungen sind nie von Dauer.

Der erste Schritt besteht darin, Ihren Körper, Ihre Psyche und Ihren Geist auf die anstehende Umstellung vorzubereiten. Womöglich fühlen Sie sich zum „bewussten Essen“ noch nicht bereit. Bei diesem Vorbehalt handelt es sich wahrscheinlich um tief verwurzelte Gewohnheiten, die gegen Ihre Intuition und Ihren Verstand rebellieren. Lassen Sie sich auf dem Weg zu wahrer Gesundheit und Harmonie nicht von inneren Widerständen aufhalten.

Verweilen Sie einige Augenblicke, um sich auf diesen Prozess einzustimmen. Visualisieren Sie, was diese Umstellung für Sie bedeutet. Sie sehen sich vor Ihrem geistigen Auge kräftig und gesund. Sie sind frei von jeglicher Krankheit. Ihr Geist ist klar und auf das Göttliche ausgerichtet. Schließen Sie Ihre Augen. Spüren Sie, wie alles Negative und Ungesunde Ihren Körper beim Ausatmen verlässt. Atmen Sie strahlende Gesundheit ein. Wiederholen Sie dies 7-mal. Nehmen Sie sich Zeit, dieser Vision Ihres göttlichen Potenzials gewahr zu werden. Wie fühlt sie sich in Ihrem Körper an? Was spüren Sie, wenn Gesundheit und spirituelle Kraft Ihren Körper erfüllen? Nehmen Sie die Emotionen und Gedanken wahr, die Sie mit „bewusstem Essen“ assoziieren. Wie fühlt es sich an, mit dem göttlichen Willen vereint zu sein? Sie sind auf das Goldene Zeitalter des Friedens vorbereitet. Im Laufe der Zeit wird sich Ihre Vision durch Erfahrungen und Erkenntnisse erweitern. Genießen Sie es!

1

Die Umstellung auf vegetarische Ernährung

Für viele Menschen ist die Umstellung auf den Vegetarismus eine bedeutende Veränderung in ihrem Leben. Ohne ein Verständnis der dabei stattfindenden Prozesse kann man sich leicht verwirrt und frustriert fühlen. In diesem Kapitel beschäftigen wir uns mit den körperlichen, emotionalen, mentalen und spirituellen Phänomenen. Die vegetarische Ernährung kann uns auf dem spirituellen Weg enorm unterstützen. Allerdings sollte man diesen Aspekt nicht überbewerten. Die Einheit mit Gott erlangen wir nicht über das Essen. Beim Lesen dieses Kapitels werden Sie erkennen, wo Ihre eigenen Blockaden liegen. Sind Sie bereit, diese Widerstände zu überwinden? Durch den Vegetarismus wird Gottes Gegenwart in Ihrem Leben leichter wahrnehmbar sein.

Viele Menschen meinen zum Vegetarismus: „Wozu das Ganze? Mir schmeckt mein Fleisch! Das Gerede über vegetarische Kost führt nur zu Schuldgefühlen. Ich ignoriere das Thema einfach!"

Doch die beliebte amerikanische Redewendung, nach der Unwissenheit Glückseligkeit bedeutet, trifft in diesem Fall nicht zu. Wenn wir die Auswirkungen einer ungesunden Ernährung ignorieren, haben wir vorzeitige Alterungs- und Degenerationserscheinungen sowie Schmerzen und Leid zu befürchten. Wir werden eine disharmonische Beziehung zu uns selbst und zur Natur erfahren. Dabei werden die globalen Probleme der Menschheit bedrohlicher denn je. Durch vegetarische Kost können wir uns einer weltweiten Entwicklung anschließen, die uns zur Harmonie mit der gesamten Schöpfung führt. Die Informationen über den Vegetarismus sollen keineswegs Schuldgefühle bei Nichtvegetariern hervorrufen. Es ist jedoch wichtig, dass alle über genügend Wissen verfügen, um vernünftige Entscheidungen bei ihren Lebensgewohnheiten treffen zu können. Gesundheit und Lebensqualität hängen von diesen Entscheidungen ab. Schuldgefühle entstehen, wenn wir genau wissen, was für uns das Richtige wäre, und dennoch anders handeln. Wir müssen uns von alten Gewohnheiten und Süchten lösen, wenn sie unserer Entwicklung im Wege stehen.

Setzen wir diese Erkenntnisse in die Praxis um, wird uns die vegetarische Ernährung leichtfallen. Die Informationen, die ich Ihnen in *Vier Schritte zur bewussten Ernährung* vermittle, sind lediglich Empfehlungen, Konzepte und Methoden, die unserem Wohlbefinden dienen sollen. Es gibt kein perfektes Rezept, das für jeden Menschen wirksam ist, aber es gibt gewichtige Gründe, die Umstellung auf vegetarische Kost zu vollziehen.

- Wenn Sie allmählich zu einer nach wissenschaftlichen Erkenntnissen zusammengesetzten vegetarischen Ernährung übergehen, werden Sie sich schon bald über eine Verbesserung Ihres Gesundheitszustands, Ihrer Vitalität und Ihrer Ausdauer freuen können.

- Vegetarische Kost begünstigt einen ruhigeren, klareren und friedlicheren Geist.

- Eine vegetarische Ernährung fördert unsere spirituelle Entwicklung. Alle großen spirituellen Traditionen haben die positive Wirkung einer fleischlosen Kost anerkannt. Sie steht im Einklang mit 1 Mose 1,29, dem ursprünglichen biblischen Ernährungsgebot.

- Vegetarismus unterstützt die spirituelle Kraft in unserem Körper. Eine fleischorientierte Ernährung unterbindet die reinigende Wirkung der spirituellen Kraft auf Körper, Geist und Seele.

- Vegetarische Ernährung ermöglicht uns, mit der gesamten Schöpfung in Harmonie zu leben. In krassem Gegensatz zur fleischbetonten Nahrung schont sie die Umwelt und spart Energie. Sie erhöht die Lebensqualität für Mensch und Tier. Durch pflanzliche Kost finden wir eine Harmonie mit den biologischen Zyklen der Biosphäre. Alles ist darin perfekt aufeinander abgestimmt. Ein Aspekt dieser Harmonie ist der Sauerstoff-Kohlendioxid-Austausch zwischen uns und den Pflanzen.

- Pflanzliche Nahrung verbindet uns mit den Kräften der Sonne, des Mondes, der Sterne und des Universums. Sie ermöglicht uns, von Mutter Natur Energie zu beziehen.

- Vegetarische Kost minimiert die Gewalt gegen unsere

Freunde aus dem Tierreich. In diesem Raum der Gewaltfreiheit entfaltet sich ein Mitgefühl mit allem, was lebt. Vegetarische Ernährung fördert somit den Frieden auf Erden.

- Die konventionelle Nahrungsmittelindustrie verschwendet natürliche Ressourcen und Energien in unvorstellbarem Maße. Durch pflanzliche Kost schonen wir die Umwelt. Um Fleisch produzieren können, müssen zunächst große Nahrungsmengen, vorwiegend Getreide, an Nutztiere verfüttert werden. Die Umstellung auf vegetarische Ernährung kann das Welthungerproblem lösen. Würden die entsprechenden politischen und sozialen Veränderungen eintreten, müssten nicht länger 60 Millionen Menschen pro Jahr verhungern. Auch das unbeschreibliche, durch Krankheiten und Unterernährung verursachte Leid ließe sich mindern. Wenn sich alle Menschen auf vegetarische Ernährung umstellten, hätten wir sogar einen Überfluss an Nahrungsmitteln, und es würde deutlich werden, dass der Welthunger in einem Mangel an Gerechtigkeit begründet liegt.

- Pflanzliche Ernährung ist wesentlich preisgünstiger als Fleischkost. Diese Unterschiede würden noch deutlicher zutage treten, wenn unsere Politiker die Fleischproduktion nicht so stark subventionierten.

- Die Umstellung auf vegetarische Kost ist ein Aspekt des sich gegenwärtig vollziehenden weltweiten Bewusstseinswandels. Der Vegetarismus ist die Ernährungsweise für das bevorstehende Goldene Zeitalter.

Im Laufe der Geschichte haben sich herausragende Persönlichkeiten bewusst für eine vegetarische Ernährung entschieden. Zu ihnen zählen Jesus, Buddha, Krishna, Rama, Zoroaster, Johannes der Täufer, Matthäus, Pythagoras, Platon, Vergil, Rabia

Basra, Henry David Thoreau, Ralph Waldo Emerson, Benjamin Franklin, Richard Wagner, Voltaire, Isaac Newton, Leonardo da Vinci, William Shakespeare, Charles Darwin, H.G. Wells, George Bernard Shaw, Mahatma Gandhi, Leo Tolstoi, Albert Schweitzer und Albert Einstein.

Die Umstellung auf vegetarische Kost ist ein Prozess der Selbsterfahrung und der Transformation. Die Nahrungsaufnahme ist ein noch grundlegenderes Bedürfnis als Sexualität. Daher haben alle Veränderungen unserer Ernährungsgewohnheiten eine große Wirkung auf Körper, Geist und Seele. Mit jeder positiven Entwicklung wird unser Bewusstsein freier. In diesem Selbsterfahrungsprozess werden Gedankenmuster bewusst, die uns lange Zeit eingeschränkt haben und nunmehr aufgelöst werden können.

Eine zu schnelle Umstellung auf eine vegetarische Ernährung kann mit körperlichen Entgiftungssymptomen einhergehen. Daher gilt es vor allem: Überstürzen Sie nichts und stellen Sie Ihre Ernährung ganz allmählich auf pflanzliche Kost um. Wir müssen für jeden Schritt innerlich bereit sein. Jede Veränderung soll sich harmonisch anfühlen. Ein zu rascher Wechsel kann eine Art Schock für den Organismus darstellen. Unter Umständen kann die Umstellung auf vegetarische Ernährung mehrere Jahre dauern. Manche Menschen benötigen nur wenige Wochen, andere wiederum bis zu zehn Jahre. Wichtig ist die grundsätzliche Bereitschaft, sich für einen verbesserten Gesundheitszustand, inneren Frieden und Harmonie zu entscheiden. Mit jedem weiteren Schritt tragen wir zum Frieden bei und verringern den Schaden, den wir uns selbst und anderen zufügen. Selbst das Essen von Pflanzen ist mit etwas Gewalt verbunden. Auf der materiellen Ebene wird es niemals perfekte Harmonie geben. Dennoch haben wir die Wahl, uns der vollkommenen Harmonie zu nähern oder uns von ihr abzuwenden. Durch eine langsame Umstellung vermeiden wir körperliche, emotionale und psychologische Überreaktionen. Diese Erscheinungen besitzen häufig eine entmutigende Wirkung. Um mit diesen Veränderungen richtig umgehen zu können, müssen wir wissen, wie und warum sie auftreten.

Körperliche Entgiftung

Unser Körper ist in den meisten Fällen ebenso vergiftet wie unsere Umwelt. Wahrscheinlich haben auch Sie Giftstoffe in Ihrem Organismus gespeichert. Wenn Sie sich von einer fleischorientierten Kost auf vegetarische Nahrung umstellen, werden die Giftstoffe allmählich freigesetzt. Dieser Entgiftungsvorgang verläuft nach dem Prinzip der Diffusion. Bei der Diffusion gelangen Substanzen aus Bereichen hoher Konzentration in Bereiche geringerer Konzentration. Die Nährstoffe der Fleischkost gelangen gemeinsam mit den in diesen Produkten vorkommenden Giftstoffen über den Verdauungstrakt in Blut und Lymphe. Wenn die Giftstoffkonzentration in den Gefäßen höher ist als in den Zellen – was bei fleischreicher Ernährung oft der Fall ist –, diffundieren die Gifte in die Zellen, wo sie gespeichert werden. Die Konzentration toxischer Substanzen in unserem Körper wird durch die Umstellung auf pflanzliche Kost reduziert. Dadurch verändert sich das Verhältnis von der intrazellulären zur extrazellulären Giftstoffkonzentration. Die Zellen werden nunmehr eine höhere Giftstoffkonzentration aufweisen als die Extrazellularflüssigkeit, da Letztere nicht ständig mit Toxinen belastet wird. Aufgrund des Diffusionsgesetzes, nach dem sich Substanzen stets aus dem Bereich höherer Konzentration in den Bereich geringerer Konzentration begeben, kommen die in den Zellen gespeicherten Giftstoffe allmählich zurück in die Extrazellularflüssigkeit. Die Toxine werden schließlich über Leber, Nieren, Verdauungstrakt und Haut aus dem Organismus ausgeschieden. Sind diese Ausscheidungsorgane durch eine zu hohe Giftstoffzufuhr überlastet, drohen Funktionsstörungen. Dies wird als Heilungskrise bezeichnet. Typische Entgiftungs- oder Heilungskrisensymptome sind Mundgeruch, Pickel, Übelkeit, Kopfweh, Leberschmerzen, stark riechender Stuhl und Harn sowie allgemeine Befindlichkeitsstörungen. Mitunter werden Blut, Organe und Drüsen so sehr mit Giftstoffen belastet, dass eine echte Krankheit entsteht. Giftstoffe können aber auch über eine Krankheit ausgeschieden werden. Der Gesundheitspionier und Arzt Dr. J. H. Tilden definiert Krankheit als eine Vergiftungskrise. Obgleich es sicher unterschiedliche Ursachen für Krankheiten gibt, zum Beispiel Mangelerscheinungen oder genetische Veranlagung, ist eine Vielzahl von Erkrankungen die Folge der in unserer westlichen Welt so weitverbreiteten Überlastung des Organismus mit Giftstoffen.

Heilungskrisen treten meist auf, wenn der Körper einen Vitalitätszustand wiedererlangt hat, der es ihm ermöglicht, Toxine auszuscheiden. Eine solche Krise kann wenige Tage, aber auch mehrere Wochen andauern. In meiner klinischen Erfahrung hat sich gezeigt, dass schwere Heilungskrisen ausbleiben, wenn der Entgiftungsprozess über mehrere Jahre hinweg behutsam vollzogen wird. Schwierigkeiten treten meist auf, wenn man sich ohne Gewöhnungszeit auf eine reine Ernährung umstellt, die umgehend eine starke körperliche Entgiftung auslöst. Um die Dauer einer Heilungskrise zu verkürzen, haben sich tägliche Einläufe, viel Ruhe und eine positive Lebenseinstellung bewährt. Des Weiteren lassen sich durch die Aufnahme alkalisch wirkender Flüssigkeiten wie Obst- und Gemüsesäfte saure Toxine neutralisieren. Auch sieben bis zehn Tage langes „relatives Fasten" kann den Entgiftungsprozess beschleunigen.

„Relatives Fasten" definiere ich folgendermaßen: Wenn Sie Fleisch essen, enthalten Sie sich des Fleischverzehrs und ernähren sich ovo-lakto-vegetarisch; wenn Sie sich normalerweise laktovegetarisch ernähren, beschränken Sie sich während des „relativen Fastens" auf rein pflanzliche Produkte oder trinken für einige Tage ausschließlich frische Säfte. In regelmäßigen Abständen wiederholt erleichtern diese „relativen

Fastenperioden“ Ihnen die Umstellung auf eine reinere und gesündere Ernährung.

Meine klinische Erfahrung hat mir die Wirksamkeit des Saftfastens immer wieder eindrucksvoll bestätigt. Während dieser Phase machen viele Menschen eine wenige Tage währende Heilungskrise durch. Dennoch stellt das Saftfasten eine leicht kontrollierbare Methode dar, welche die Umstellung auf eine gesündere Ernährungsweise erheblich erleichtert. Wenn Sie einige Male beim „Fasten“ mit einer gesünderen Kostform gute Erfahrungen gemacht haben, werden Sie sich bereitwillig für die nachfolgenden Schritte der Ernährungsumstellung öffnen. Mit jeder weiteren Stufe erreichen Sie ein neues Niveau des Wohlbefindens, der Liebe und des Lichtes. Sie werden über mehr Energie verfügen, um Ihre Lebendigkeit und Spiritualität zu erfahren.

Obgleich ich bislang nur von Giftstoffen der Nahrung gesprochen habe, resultiert jede körperliche oder psychologische Gewohnheit, die unsere Lebensenergie schwächt, aus einer Ansammlung von Toxinen in unserem Organismus. Alle Aspekte der Lebensführung sollten unser Wohlbefinden optimal unterstützen. Je besser wir uns fühlen, umso leichter wird es uns fallen, Sport zu treiben, zu meditieren, uns zu entspannen, tief zu atmen, gesundes Wasser zu trinken, uns in angemessener Weise der Sonne auszusetzen, unsere zwischenmenschlichen Beziehungen zu pflegen und uns dem Göttlichen zuzuwenden. Alle diese Faktoren erhöhen unsere Lebenskraft, die ihrerseits wiederum den Entgiftungsprozess unterstützt.

Bis zu einem gewissen Grad ist es völlig normal, dass im Stoffwechsel saure Giftstoffe entstehen. Durch sportliche Aktivität wird Milchsäure gebildet, bei der Eiweißverdauung entstehen Schwefel- und Phosphorsäure. Kohlensäure ist ein Endprodukt des Zellstoffwechsels. Einem gesunden Körper bereitet es keine Schwierigkeiten, diese Giftstoffe auszuscheiden. Es hat daher wenig Sinn, sich nur um die Vermeidung der Toxine zu sorgen. Vielmehr sollten Sie bestrebt sein, sich gesundheitsfördernde Lebensgewohnheiten anzueignen, die Ihre Lebensenergie stärken. Dadurch kann Ihr Organismus mit den vielen Giftstoffen, deren Aufnahme zum Teil unvermeidlich ist, wesentlich besser fertig werden.

Im Laufe des Entgiftungsprozesses werden Sie eine immer größere Reinheit und Vitalität bei sich feststellen. Bei einer zu schnellen Umstellung kommt es jedoch bei manchen Menschen vor, dass sie auf Umwelteinflüsse überempfindlich reagieren. Oder sie sind derart von Lebensenergie erfüllt, dass sich mitunter ein unausgeglichener Zustand ergibt. Diese Menschen sind dann „schlecht geerdet".

Es ist eine große Kunst, sich so zu ernähren, dass Spiritualität und weltliches Leben gleichermaßen unterstützt werden. Dazu ist ein empirisches, unseren individuellen Bedürfnissen Rechnung tragendes System jenseits aller starren Konzepte erforderlich. Der Schlüssel zum „bewussten Essen" liegt in einer Ernährungsweise, die uns Ausgewogenheit und Harmonie ermöglicht. Eine solche Ernährungsweise fördert unsere Leistungsfähigkeit im Alltag wie auch unsere Verbindung zum Göttlichen.

Die Psychologie der Ernährungsumstellung

Jede Ernährungsumstellung zwingt uns, alte Gewohnheiten und Muster, bewusste und unbewusste psychologische Assoziationen sowie die Verteidigungsmechanismen unseres Ego zu überdenken. Die aus der Ernährungsumstellung resultierenden Erfahrungen bieten die Möglichkeit, unser Bewusstsein zu erweitern und mehr Klarheit darüber zu gewinnen, wer wir wirklich sind. Diese psychologischen Entwicklungen gehen meist mit Veränderungen unserer körperlichen Entwicklung und unserer Sensibilität einher. Der physische Körper verändert sich ebenso wie die Psyche. Häufig fällt es schwer, solche Wandlungen zu akzeptieren.

Als ich vor einigen Jahren vom kanadischen Fernsehen

interviewt wurde, schaute mein Gesprächspartner erstaunt auf ein 25 Jahre altes Foto von mir, auf dem ich als stiernackiger, 85 Kilogramm schwerer Footballspieler zu sehen war. Ich war ein überaus erfolgreicher Sportler und Mitglied eines ungeschlagenen College-Teams. „Sie sahen damals so kräftig und gesund aus. Im Vergleich erscheinen Sie heute geradezu dünn und schwächlich.“ Nun, ich war nicht gerade begeistert, während eines live ausgestrahlten Fernsehinterviews als schwächlich bezeichnet zu werden. Dieser Kommentar war eine große Herausforderung für mein neues Körperbewusstsein. Treffender hätte das Problem jedoch nicht auf den Punkt gebracht werden können: Wahre Gesundheit ist nicht gleichbedeutend mit „gesund aussehen“.

„Gesundes Aussehen“ ist ein Konzept unserer Kultur, das mit wirklicher Gesundheit und Langlebigkeit nichts zu tun hat. Es gibt eine Vielzahl von schwerkranken Menschen, die an Krebs oder Leberstörungen leiden und noch vor wenigen Jahren junge, knackige und „gesund“ aussehende Athleten waren. Da sie ihren Körper jedoch mit gesundheitsschädigenden Steroiden oder anderen Drogen aufbauten, war das „gute“ Aussehen nur von kurzer Dauer. Es ist in unserer Gesellschaft nicht leicht, ein Körperbewusstsein zu entwickeln, das frei von kulturell bedingten Vorurteilen und Idealvorstellungen ist.

Nach einem einjährigen Aufenthalt in Indien wurde mir der Unterschied zwischen einem „normalen“ indischen und einem „normalen“ amerikanischen Körper besonders deutlich. Fast alle Amerikaner schienen mir auf einmal übergewichtig zu sein. Sie sehen also, wie subjektiv die Vorstellungen von „gesundem Aussehen“ sind. Daraus ergibt sich die Frage, ob es nicht auch objektive Standards gibt, an denen wir uns orientieren können.

Von allen Kulturen dieser Erde sind diejenigen die gesündesten, die nur ein Drittel bis halb so viel Eiweiß und Kalorien verzehren wie die US-Amerikaner. In westlichen Ländern würden diese Menschen als „dünn“ und „schwächlich“ angesehen. Sie weisen jedoch ein der Gesundheit und Langlebigkeit wesentlich zuträglicheres Körpergewicht auf.

Nach der von Dr. Stewart M. Berger entwickelten und auf Langlebigkeit ausgerichteten Gewichtstabelle, die er in seinem Buch *Forever Young* beschreibt, ist mein Körpergewicht ideal. Ich wies den Interviewer darauf hin, dass mein früheres Gewicht aus Sportlertagen um 15 Kilogramm über dem von der amerikanischen *Metropolitan*-Lebensversicherungsgesellschaft festgelegten Idealgewicht für meine Größe lag. Des Weiteren ließ ich ihn wissen, dass diese 15 Kilogramm zusätzliche Muskelmasse, die ich mir mithilfe einer fleischreichen Ernährung antrainiert hatte, nur dazu diente, meine Gegenspieler im Football umzurennen. Als ich damit aufhörte, brauchte ich diese Muskelberge nicht mehr. In meinem jetzigen Körper fühle ich mich wesentlich gesünder als früher. Mein „neuer“, mit Rohkost genährter Körper ist geschmeidiger, weniger krankheitsanfällig, ausgeglichener, vitaler und lichterfüllter als mein Körper zur Studienzeit.

Obgleich mir während meiner Schul- und Studienzeit stets ein „guter“ Gesundheitszustand bescheinigt wurde, litt ich immer wieder unter Erkältungen und Grippeerkrankungen. Mein Energieniveau schwankte im Tagesverlauf stark, und meine Konzentrationsfähigkeit und meine mentale Ausdauer ließen zu wünschen übrig. Der damalige körperliche Zustand war im Vergleich zu meiner jetzigen Verfassung geradezu jämmerlich. Heute erfreue ich mich einer hohen Leistungsfähigkeit. Von Erkältungen und anderen „normalen“ Unpässlichkeiten werde ich nahezu vollständig verschont. Seitdem ich 1983 zu einer 95-prozentigen Rohkosternährung überging, haben sich meine Lebensenergie und meine Verdauungskraft stetig erhöht. Mein Immun- und mein Hormonsystem sind leistungsfähiger als jemals zuvor.

Das Idealgewicht liegt für die meisten Menschen unter ihrem derzeitigen Gewicht. Wenn Sie Ihr persönliches Idealgewicht erreichen – was durchaus niedriger sein kann, als Sie immer gedacht haben –, bedeutet dies jedoch keineswegs, dass Sie an Kraft oder Ausdauer verlieren. An meinem 47. Geburtstag schaffte ich noch immer 99 Liegestütze hintereinander, ohne ins Schwitzen zu kommen.

Besonders beachtenswert sind die vielen wissenschaftlichen Studien an Naturvölkern, die uns in Gesundheit und Langlebigkeit weit voraus sind. Hochinteressant sind außerdem die Erkenntnisse des Altersforschers Dr. Roy Walford [1924–2004]. In seinem Buch *Beyond The 120-Year Diet: How to Double Your Vital Years* beweist Dr. Walford mithilfe von Tierfütterungsversuchen, dass eine aus qualitativ hochwertigen, jedoch kalorienarmen Nahrungsmitteln bestehende Kost die Lebenserwartung von Tieren um bis zu 50 Prozent erhöhen kann. Auf den Menschen übertragen würde dies einer Lebenserwartung von 150 bis 160 Jahren entsprechen. Darüber hinaus lassen sich mit einer solchen Ernährungsweise Stoffwechselökonomie und Gesundheitszustand verbessern. Walford empfiehlt, etwa 1500 Kalorien pro Tag aufzunehmen. In seinem Buch liefert er eine Fülle von Beweisen dafür, dass sich dadurch eine beträchtliche Verlängerung der Lebenszeit erzielen lässt. Des Weiteren wird der Alterungsprozess verlangsamt und chronischen degenerativen Krankheiten vorgebeugt. Walford berichtet, dass sich die Lebenszeit der Mäuse, die mit einem Minimum an hochwertiger Nahrung auskommen mussten, um das 3- bis 4-Fache verlängern ließ. Einschränkungen der Nahrungsmengen erhöhen die Lebenserwartung – auch wenn sie erst in fortgeschrittenem Alter vorgenommen werden. Walford schreibt:

> *„ … mit sehr hoher Wahrscheinlichkeit ist davon auszugehen, dass diese Ernährungsprinzipien auch beim Menschen die gleiche Wirkung erzielen werden. “*

Walford meint, eine entsprechende Umstellung würde die Krankheitsanfälligkeit um die Hälfte reduzieren. Selbst wenn sie sich erst im mittleren Alter zu kalorienarmer, vitalstoffreicher Kost entschlössen, ließe sich die Gesundheit der Menschen enorm verbessern und ihre Lebenserwartung verlängern. Walford ernährt sich konsequent nach den von ihm empfohlenen Richtlinien. Nach seinen Angaben sind in den Vereinigten Staaten 25 Prozent der Frauen und 12 Prozent der Männer fettleibig. Fettleibigkeit liegt dann vor, wenn das Körpergewicht eines Menschen mehr als 20 Prozent über dem seiner Größe und seiner Knochenstruktur entsprechenden Idealgewicht liegt. Es wird höchste Zeit, dass sich unsere Gesellschaft den wissenschaftlichen Erkenntnissen öffnet und die festsitzenden Vorstellungen über gesundes Aussehen neu überdenkt.

Durch Verzicht auf Fleisch werden Sie überschüssige Pfunde verlieren. Dieser Gewichtsverlust setzt sich fort, wenn Sie Milchprodukte von Ihrem Speisezettel streichen. Nach der Umstellung auf Rohkost werden Sie Ihr Idealgewicht bald erreichen. Wer sich von naturbelassenen, biologisch angebauten, vitalstoffreichen Lebensmitteln ernährt, dessen Körper ist gesünder und leistungsfähiger als der Körper eines Menschen, der sich von minderwertiger, konventionell angebauter Ware oder gar von Fast Food ernährt.

Wenn man sich von nur 1500 Kalorien ernährt, ist es besonders wichtig, dass die Nahrung qualitativ hochwertig ist. Eine vitalstoffreiche vegetarische Rohkosternährung nährt uns trotz geringer Nahrungsmengen optimal. Auch ohne Kalorienzählen gelang es mir, mit Rohkost mein Idealgewicht und die für mich optimalen Nahrungsmengen zu finden.

Es wird einige Zeit dauern, bis Sie sich an Ihren „neuen“ Körper gewöhnt haben. Es wird Ihnen leichter fallen, wenn Sie sich nicht ständig mit Menschen umgeben, die Sie mit irrationalen Ängsten vor den angeblichen Gefahren der vegetarischen Ernährung belasten. Um auf derartige Einwände vorbereitet zu sein, sollten Sie sich mit den zahlreichen wissenschaftlichen Studien vertraut machen, die den gesundheitlichen Wert der pflanzlichen Kost belegen.

Der Heilungsprozess erleichtert auch das Loslassen alter,

einengender Gedankenmuster. In meiner Arbeit mit Gebet und Meditation, dem Nullpunktprozess (einem von mir kreierten Seminar), spirituellem Erwachen, energetischer Heilung, Reiki und Ernährungstherapie habe ich entdeckt, dass mentale „Gifte“ bei den meisten Menschen auf die gleiche Weise ausgeschieden werden. All diese Prozesse verstärken den Zufluss spiritueller Energie. Zugleich erhöhen sie die Fähigkeit unseres Organismus, mit hohen Energien umzugehen. Je mehr wir uns der wahren Gesundheit nähern, umso höher wird unsere Schwingungsfrequenz und umso größer unsere Vitalkraft. Obgleich es sich mit dem gegenwärtigen Messinstrumentarium noch nicht beweisen lässt, gehen viele Forscher davon aus, dass negative Gedankenmuster im feinstofflichen Bereich unseres Körpers auf einer niedrigen Schwingungsebene gespeichert werden. Sobald sich der Organismus auf ein höheres Schwingungsniveau begibt, müssen die niedrigen Frequenzen weichen. Sie können sich dann in Träumen, Meditationen oder Alltagsgedanken zeigen. Durch Rohkosternährung lassen sich diese negativen Energien auf sanfte Weise aus dem Körper entfernen.

Obgleich die Freisetzung unterdrückter Muster bei einer Umstellung auf Rohkost nur in milder Form auftritt, kann sie als belastend empfunden werden, insbesondere, wenn man unvorbereitet ist. Dies ist einer der Gründe, warum sich viele Menschen nur kurze Zeit von Rohkost ernähren können. Daher empfehle ich, den Rohkostanteil in der Ernährung nur allmählich zu erhöhen. Wenn Sie sich behutsam von einer Stufe der vegetarischen Ernährung auf die nächste begeben, wird sich Ihre Psyche stets auf die sich wandelnden energetischen Einflüsse einstellen können. Somit fällt es Ihnen leichter, die im Verlauf des Heilungsprozesses zunehmende Lebenskraft und die immer intensiver werdende Reinigung von negativen Gedankenmustern anzunehmen. Es dauert einige Zeit, bis Stoffwechsel wie Psyche sich an die neue Ernährung gewöhnt haben.

Neue Perspektiven

Eine Umstellung der Essgewohnheiten ist nicht die Suche nach der perfekten Ernährung, da es Perfektion nur jenseits des Körper-Geist-Komplexes gibt. Das einzig Perfekte ist die Wahrheit Gottes und seine Allgegenwart. Wir sind ein Teil dieser Perfektion, auch wenn wir uns dessen noch nicht bewusst sind. Eine gesunde Ernährung hilft uns, Bewusstsein und Körper zu reinigen, um diese absolute Ebene der Wahrheit besser wahrnehmen zu können. Doch durch gesunde Ernährung allein können wir Gott nicht näher kommen. Die Ernährung ist nicht das Wichtigste im Leben. Dennoch hilft sie, unserer Verbindung zum Göttlichen gewahr zu werden und uns bewusst darauf auszurichten.

Durch die Ernährung können wir unser Leben besser genießen und länger vital bleiben. Die Ernährung sollte jedoch nie als Ersatzreligion dienen. Sie ist lediglich ein Beitrag zum ausgeglichenen, harmonischen Leben im Einklang mit den universellen Gesetzen. Wenn Sie sich dem „bewussten Essen" zuwenden, werden Sie bald intuitiv spüren, welche Nahrungsmengen Sie benötigen. Interessanterweise entsprechen diese sich auf natürliche Weise entwickelnden Gewohnheiten meist den Empfehlungen von Dr. Walford. Bei dieser harmonischen und ganzheitlichen Methode des „bewussten Essens" müssen Sie dem Kalorienzählen keine Beachtung schenken.

Die bewusste Ernährung steht in engem Zusammenhang mit unserer inneren Ausgeglichenheit wie auch mit unserer Beziehung zum Umfeld, zur Gesellschaft und zum Leben an sich. Sie bildet ein Teil der sich im Zuge der menschlichen Entwicklung entfaltenden Harmonie mit den Naturgesetzen des Universums. Eine gesunde Ernährung ist kein mechanischer Prozess, sondern sollte als Bestandteil einer harmonischen Lebensführung angesehen werden, zu der auch die Ausübung eines den Neigungen entsprechenden Berufs, erfüllte zwischenmenschliche Beziehungen, Nächstenliebe sowie Meditation und Gebet gehören. Spiritualität lässt sich in den Alltag übertragen, wenn Sie jeden Gedanken, jedes Wort und jede Handlung in Liebe beginnen. Erst durch diese Lebenseinstellung lässt sich eine individuelle Ernährung entwickeln, die unserem höchsten Bewusstseinszustand ebenso gerecht wird wie den Anforderungen des täglichen Lebens.

Mit der industrialisierten, mechanisierten und rationalen Lebensführung unserer westlichen Gesellschaft haben wir uns weit von einem Leben im Einklang mit der Natur entfernt. Wie sonst hätten sich gesundheitsschädigende Verfahren wie die radioaktive Lebensmittelbestrahlung durchsetzen können? Die Tatsache, dass wir die Geschenke der Natur solch zerstörerischen Prozessen aussetzen, ist ein Beispiel für den Kampf, den unsere Gesellschaft gegen die Natur führt.

Was normal erscheint, ist in Wirklichkeit anormal, und was merkwürdig anmutet, entspricht eigentlich eher dem Ideal. Becky Gillette und Kate Dumont berichten in der Zeitschrift *East West Journal,* dass zwei Drittel der US-Amerikaner an ernährungsbedingten Krankheiten sterben. Allein für das Jahr 1987 wurde bei 1,5 Millionen Todesfällen in den USA eine falsche Ernährung verantwortlich gemacht. Chronisch-degenerative Erkrankungen lassen sich durch eine Ernährungsumstellung vermeiden und teilweise sogar heilen.

Vegetarier werden manchmal als „schräge Vögel" belächelt, die sich von Körnern ernähren. Es ist ungemein schwer, sich von ungesunden Gewohnheiten zu trennen, wenn wir dabei permanent gegen den Widerstand von Familienangehörigen und Freunden anzukämpfen haben. Haben Sie den Mut, Ihre alten Programme zu betrachten und sich von gesundheitsschädigenden Mustern zu lösen. Lassen Sie das hinter sich, was Ihre Gesundheit und Harmonie einschränkt. Die allmähliche Umstellung Ihrer Ernährungsgewohnheiten trägt allen physiologischen und mentalen Veränderungen Rechnung, sodass sich das Spirituelle in Ihrem Leben immer besser entfalten kann.

Es bedarf einiger Planung, um die in diesem Buch vorgestellten Prinzipien in die individuelle Ernährungsweise zu integrieren. Der Prozess ist jedoch praxisbezogen. Durch eigene Versuche erforschen Sie mit der Zeit, was Ihnen die Wahrnehmung der göttlichen Einheit erleichtert. Der innere Drang, das Göttliche zu erfahren, ist dabei der Wegweiser, der Sie zu den geeigneten Lebensmitteln führt.

Am besten beginnen Sie bei Ihrer jetzigen Ernährungsweise. Es gilt herauszufinden, welche Nahrungsmenge Ihrem Körper-Geist-Seele-Komplex am zuträglichsten ist. Dadurch wird bereits der Fluss der kosmischen Energie in Ihren Körper verstärkt und Ihnen die Wahrnehmung Ihrer liebevollen Verbindung zum Göttlichen erleichtert.

Ihre Verdauungsorgane werden es Ihnen danken, wenn Sie sich auf maximal drei Mahlzeiten pro Tag beschränken. Zwischen den Mahlzeiten sollten Sie höchstens ein Stück Obst oder Säfte zu sich nehmen. Eine Ausnahme machen hierbei Personen, die unter Hypoglykämie leiden. Die Unterzuckerung erfordert eine häufigere Nahrungsaufnahme, bis der Zustand stabilisiert oder geheilt ist.

Weiterhin ist es wichtig, die Nahrung gut zu kauen und in friedlicher, angenehmer Atmosphäre zu essen, um die Verdauung zu erleichtern. Es gibt mehrere Stufen der Ernährungsumstellung, die jeweils in einem Zeitraum von etwa drei Monaten bzw. einer Jahreszeit durchlaufen werden. Dieses Konzept der Kostumstellung ermöglicht Ihnen stetiges spirituelles Wachstum, während Sie schrittweise zu der für Sie geeigneten Ernährungsweise finden.

Auf die vier Phasen der Ernährungsumstellung werde ich später noch ausführlich eingehen. An dieser Stelle möchte ich Ihnen einen kurzen Überblick verschaffen. Schritt eins ist die Vermeidung aller säurebildenden Produkte und der vermehrte Verzehr von naturbelassenen, biologisch angebauten Lebensmitteln. Das bedeutet, dass Sie alle stark verarbeiteten, bestrahlten, chemisch behandelten, pestizid- und fungizidbelasteten Nahrungsmittel ebenso wie Fast Food und nahezu alle Süßigkeiten von Ihrem Speisezettel streichen sollten. Gleichzeitig sollten Sie allmählich den Verzehr von rotem Fleisch einstellen.

In der zweiten Phase lassen Sie sich alle Fleischprodukte, einschließlich Geflügel und Fisch, weg. Auch Eier sollten von Ihrem Speiseplan verschwinden.

Schritt drei ist der Übergang zu einer vegetarischen Ernährung, die zu Beginn noch Milchprodukte enthält und am Ende dieser Phase zu 80 Prozent aus vitalstoffreicher Rohkost besteht.

In der letzten Phase erfolgt die Umstellung auf eine 95- bis 100-prozentige vegetarische Rohkosternährung ohne Milchprodukte. Dies ist jedoch noch keine vegane Ernährung. Ein Veganer verzichtet nicht nur auf Fleisch- und Milchprodukte, sondern auf alle Tiererzeugnisse. Dazu gehören unter anderem Lederkleidung, Honig und Gelatinekapseln.

2

Phase I: Gesünder ohne Fleisch

Der erste Schritt der Ernährungsumstellung besteht darin, sich bewusst zu machen, was man isst. Enthält Ihre Nahrung übermäßig viele Pestizid- oder Nitratrückstände? Was steht auf den Etiketten Ihrer Produkte? Welche Fragen sollten Sie sich beim Kauf von Lebensmitteln stellen? Zunächst einmal sollten Sie sich von Fast Food und konventionell angebauten, verarbeiteten Erzeugnissen abwenden und vermehrt Lebensmittel aus kontrolliert biologischem Anbau kaufen. Werden Sie sich der Gefahr bewusst, die von Viren, Bakterien und Parasiten ausgeht, die häufig in Fleisch vorkommen. In der ersten Phase der Ernährungsumstellung sollten Sie den Verzehr von rotem Fleisch einstellen. Sind Sie zu Veränderungen bereit, um ein höheres Niveau von Gesundheit und Lebensfreude zu erreichen?

Zunächst einmal müssen Sie für eine Ernährungsumstellung geistig bereit sein und erkennen, warum das Überdenken Ihrer Essgewohnheiten notwendig ist. In der ersten Phase wenden Sie sich von den tamasischen, gesundheitsschädlichen, säurebildenden Nahrungsmitteln ab. Zu den säurebildenden Produkten zählen stark verarbeitete und konventionell angebaute Nahrung ebenso wie Fast Food. Seien Sie nicht länger Versuchsperson der Nahrungsmittelindustrie, indem Sie Pestizide, Herbizide, Fungizide, radioaktiv bestrahlte und im Mikrowellenherd zubereitete Nahrung zu sich nehmen. Verzichten Sie auf derartig minderwertige Produkte und meiden Sie raffinierten Zucker, Auszugsmehl, Süßigkeiten, Fertigprodukte, Cola, nitrat- und nitritbehandeltes Fleisch, pasteurisierte Milch und Käseprodukte, mit ernährungsphysiologisch wertlosen Ölen zubereitete Backwaren sowie Nahrungsmittel, die Zusatzstoffe enthalten. Auch Gekochtes, das mehr als zwei bis drei Tage im Kühlschrank aufbewahrt wurde, hat deutlich an Qualität verloren.

Fast alle gekochten Speisen wirken etwa 24 Stunden nach ihrer Zubereitung säurebildend. Entscheidend ist außerdem weniger, ob eine Bakterien- oder Pilzbelastung auftritt, sondern vielmehr, dass alle länger aufbewahrten Speisen an Lebensenergie verlieren – auch wenn sie im Kühlschrank stehen. Bei tiefgefrorenen Produkten ist der Wertverlust wesentlich geringer. Bereits 1930 wies Dr. Paul Kouchakoff nach, dass der Verzehr von verarbeiteter Nahrung zu einer Störung jener weißen Blutkörperchen führt, die die Leistungsfähigkeit unseres Immunsystems bestimmen. Das Blutbild glich nach der Aufnahme minderwertiger Produkte jenem Status, der für Infektionen typisch ist. Stark verarbeitete Nahrung sowie nitrat-, pestizid- und zusatzstoffbelastete Fleischprodukte wie Wurst führten zu einer Veränderung der weißen Blutkörperchen, die man sonst nur bei schweren Lebensmittelvergiftungen findet.

Pestizide, Herbizide und Zusatzstoffe in unserer Nahrung werden mit Krebs, Immunschwäche, Allergien, Schäden am Nervensystem und Hyperaktivität bei Kindern in Zusammenhang gebracht. Häufig fuhren diese Toxine zu einer mehr oder weniger schweren Vergiftung von Gehirn und Nervensystem. Daraus resultierten subtile Symptome wie reduzierte geistige Leistungsfähigkeit und Konzentrationsschwierigkeiten. Die Krebsentstehung wird zwar meist im Zusammenhang mit Pestiziden gesehen, allerdings deutet vieles darauf hin, dass auch andere Giftstoffe in Nahrung und Wasser zu höheren Krebsraten führen.

Wenn Sie sich nicht von biologisch angebautem Obst und Gemüse ernähren, essen Sie ständig pestizidbelastete Nahrung. Durch biologisch angebaute Lebensmittel entziehen Sie sich dem Teufelskreis der chronischen Vergiftung durch Pestizide. Im Jahre 1985 erlitten fast 1000 Personen in den USA und Kanada schwere Vergiftungen durch das in Wassermelonen vorkommende Pestizid *Temik*. Diese Menschen litten unter heftigen Epilepsieanfällen, Herzrhythmusstörungen und anderen schweren Krankheitssymptomen. Einige der betroffenen Frauen brachten tote Kinder zur Welt. Vor einigen Jahren wurde das in Äpfeln enthaltene Alar als gefährliches Gift entlarvt. 1987 schätzte die *National Academy of Sciences* in den Vereinigten Staaten, dass während unserer Lebenszeit eine Million US-Amerikaner allein aufgrund von Pestizidrückständen in der Nahrung an Krebs erkranken werden. Die Wissenschaftlerinnen Laurie Mott und Karen Snyder vom *National Research Defense Council* (NRDC) berichteten im *Amicus Journal*, dass in den USA jährlich 1,2 Milliarden Kilogramm Pestizide eingesetzt werden. Ihren Angaben zufolge weisen fast alle Einwohner der Vereinigten Staaten Rückstände von Pestiziden wie DDT, Chlordan, Heptachlor, Aldrin und Dieldrin in ihrem Körper auf. In einem ebenfalls 1987 erschienenen Bericht traf die US-amerikanische Umweltbehörde EPA die erschreckende Feststellung, dass durch den massiven Pestizideinsatz der Agrarindustrie mittlerweile 20 verschiedene, zum Teil krebserregende Pestizide im Grundwasser von 24 US-Bundesstaaten nachzuweisen sind. In den Jahren 1982 bis 1985 fand die US-amerikanische Nahrungs- und Arzneimittelbehörde FDA Pestizidrückstände in 48 Prozent der am häufigsten konsumierten Obst- und Gemüsesorten. Im 1975 veröffentlichten Bericht des Umweltausschusses wurde festgestellt, dass 99,5 Prozent aller Amerikaner Dieldrin in ihrem Körper haben – ein Pestizid, das 5-mal giftiger ist als das mittlerweile verbotene DDT. Des Weiteren hieß es, dass Dieldrin in 96 Prozent aller Fleisch-, Fisch- und Geflügelprodukte sowie in 85 Prozent aller Milchprodukte enthalten sei. Dieldrin ist eine der am stärksten krebserregenden Substanzen, die je entwickelt wurden. Es führte bei Tierversuchen in jeder getesteten Dosierung zur Krebsentstehung. Selbst in verschwindend geringen Konzentrationen verursachte es Karzinome. Extrem niedrige Dieldrinmengen führen beim Menschen zu Krampfanfällen, Leberschäden und irreparablen Nervensystemdefekten. Glücklicherweise wurde Dieldrin 1974 verboten. Doch wie giftig ist die neue Generation von Pestiziden? Es ist ein gefährliches Spiel, welches nur der Profitmaximierung der chemischen Industrie dient.

Dioxin (2,4,5-T), ein Bestandteil des im Vietnamkrieg von der US-Armee eingesetzten Entlaubungsmittels *Agent Orange*, wird von Diane Courtney als die giftigste Substanz bezeichnet, die jemals entwickelt wurde. Diane Courtney ist Vorsitzende der Forschungsabteilung, die sich im Auftrag der US-Umweltbehörde EPA mit den giftigen Wirkungen von Chemikalien beschäftigt. John Robbins berichtet in seinem Buch *Ernährung für ein neues Jahrtausend*, dass bereits etliche Millionen Kilogramm Dioxin in der amerikanischen Landwirtschaft zum Einsatz kamen. Die EPA hat offiziell erklärt, dass Rinder, die auf dioxinbelasteten Weiden grasen, diesen Giftstoff in ihrem Fettgewebe speichern. Laut dem Pestizidexperten Lewis Regenstein führt man sich durch Rindfleischverzehr eine beträchtliche Dioxinmenge zu, da sich diese Chemikalie in der Nahrungskette immer stärker konzentriert. Dioxin führte in einer Konzentration von einem Teil pro Billion bei Versuchstieren zu Krebs, Missbildungen, Fehlgeburten und zum Tod. Angesichts dieser Tatsachen ist es kein Wunder, dass die auf Krebserkrankungen zurückzuführenden Todesfälle im Verlauf des 20. Jahrhunderts so enorm angestiegen sind. Während vor etwa 200 Jahren weniger als 1 Prozent aller Amerikaner an Krebs starben, sind es mittlerweile 25 Prozent der männlichen und 20 Prozent der weiblichen US-Bevölkerung. Obgleich es sicher noch andere Gründe wie radioaktive Strahlung und Tabakkonsum gibt, frage ich mich, wie sich die Krebsstatistiken durch den Verzicht auf Pestizide wohl verändern würden. Selbst wenn wir die giftigsten Substanzen sofort verböten, könnten die bereits in der Umwelt befindlichen Pestizide aus chloriertem Kohlenwasserstoff noch viele Jahre Unheil anrichten. Diese Verbindungen sind enorm stabil und zerfallen erst nach etlichen Jahrzehnten.

Die Wissenschaft hat den vollen Umfang der durch Pestizideinsatz verursachten Gesundheitsschäden noch nicht erfasst. Bei manchen in letzter Zeit vermehrt auftretenden Krebsarten deutet einiges darauf hin, dass sie mit Pestizidbelastungen in Verbindung stehen. David Steinman schreibt in seinem Buch *Diet for a Poisoned Planet,* dass es zwischen 1950 und 1985 zu einem 51-prozentigen Anstieg der Blasenkrebsrate kam. Im gleichen Zeitraum stieg die Anzahl der Nieren- und Nierenbeckenkrebsfälle um 82 Prozent. Diese Krebsarten werden im Zusammenhang mit Toxinen im Trinkwasser gesehen. Hodenkrebs, der auffällig oft bei Arbeitern in der Landwirtschaft und in der Pestizidproduktion vorkommt, nahm in besagtem Zeitraum um 81 Prozent zu. Die Rate der mit Pestizidbelastung in Verbindung gebrachten Non-Hodgkin-Lymphome stieg allein im Jahr 1985 um 123 Prozent. Das US-Gesundheitsministerium schätzte in einem 1988 veröffentlichten

Bericht, dass jährlich etwa 10 000 krebsbedingte Todesfälle auf chemische Zusatzstoffe in der Nahrung zurückzuführen sind. In dieser Schätzung sind Pestizide noch gar nicht erfasst. Es ist kaum möglich, den genauen Prozentsatz der durch Pestizidrückstände und andere Gifte verursachten Krebsfälle festzustellen. Sicher ist nur, dass er enorm hoch ist.

In Laborversuchen wird die schädliche Wirkung *eines* Pestizids untersucht. Auf uns wirken jedoch keine einzelnen Substanzen ein, sondern eine Vielzahl in der Umwelt vorkommender Gifte, die durch ihr Zusammenwirken noch gefährlicher werden. Wie sich diese Gifte untereinander in ihrer Wirkung potenzieren, ist kaum abschätzbar. Der kumulative Effekt der langjährigen Aufnahme von geringen Dosen hochgiftiger Substanzen ist noch immer Gegenstand heftiger Diskussionen in wissenschaftlichen Kreisen. In einer Studie des US-amerikanischen *National Cancer Institute* stellte sich heraus, dass in der Landwirtschaft tätige Menschen, die mit Herbiziden in Kontakt kamen, 6-mal häufiger an einer bestimmten Krebsart erkranken als die übrige Bevölkerung. Eine 1987 von der *University of Southern California* durchgeführte Studie ergab, dass Kinder, in deren Haushalt und in deren Garten Pestizide zum Einsatz kamen, eine gegenüber dem Durchschnitt um das 7-Fache erhöhte Leukämierate aufweisen. Im *Amicus Journal* wurde über eine 1982 vom Kongress der Vereinigten Staaten veröffentlichte Studie berichtet, der zufolge 82 bis 85 Prozent der Pestizide vor ihrer Zulassung nur ungenügend auf ihre krebserregende Wirkung getestet wurden. Weiterhin unterließ man es, 60 bis 70 Prozent dieser Substanzen auf ihre Fähigkeit hin zu untersuchen, Missbildungen zu verursachen, und 90 bis 93 Prozent wurden nicht auf erbgutschädigende Eigenschaften getestet.

Daraus ist zu ersehen, wie lückenhaft unser Wissen über die Wirkung einzelner Chemikalien ist. Über die Auswirkungen mehrerer gleichzeitig auf den Organismus einwirkender Pestizide existieren nahezu überhaupt keine Forschungsergebnisse. Eine der wenigen Studien über die synergistische Wirkung von

Pestiziden erschien im *Journal of Food Science.* Als drei verschiedene Substanzen jeweils einzeln an Ratten getestet wurden, ließ sich keine eindeutig negative Wirkung erkennen. Als zwei dieser Chemikalien gleichzeitig verabreicht wurden, kam es zu einem deutlichen Gesundheitsverfall der Ratten. Als die Forscher alle drei Pestizide gleichzeitig einsetzten, starben alle Ratten innerhalb von zwei Wochen. Das synergistische Pestizidgemisch, dem wir durch Nahrung und Trinkwasser ausgesetzt sind, schädigt sämtliche Lebensformen unserer Umwelt wahrscheinlich mehr als jeder andere Faktor. Mit gereinigtem Trinkwasser und dem Verzehr biologisch angebauter Lebensmittel können Sie sich dieser Gefahr wenigstens teilweise entziehen. Der erschreckend unbefriedigende Stand des Wissens über die von Pestiziden ausgehenden Gesundheitsrisiken legt die Schlussfolgerung nahe, dass die zuständigen Behörden ihre Entscheidungen über Grenzwerte und Produktzulassungen fast immer in tiefer Unwissenheit getroffen haben. Zwischen 1982 und 1985 ließen sich mehr als 110 verschiedene Pestizide in unserer Nahrung nachweisen. Von den 25 am häufigsten in Lebensmitteln vorkommenden Pestiziden sind neun nachweislich krebserregend.

Wie Sie chemisch behandelte Produkte meiden können

Da uns weder die Politiker noch die Industriekonzerne vor diesen Risiken schützen, müssen wir selbst die Verantwortung für unsere Gesundheit übernehmen. Wir sollten uns bemühen, die Aufnahme dieser hochgiftigen Substanzen so weit wie möglich zu reduzieren. Laut der US-Umweltbehörde EPA finden sich Pestizidrückstände vorwiegend in Nahrungsmitteln tierischen Ursprungs. John Robbins schreibt in *Ernährung für ein neues Jahrtausend,* dass 95 bis 98 Prozent aller giftigen Chemierückstände in Fleisch, Fisch, Milchprodukten und Eiern enthalten sind. Demnach können Sie Pestizidbelastungen größtenteils aus dem Wege gehen, indem Sie pflanzliche Lebensmittel wie Früchte, Gemüse, Nüsse, Samen und Getreide bevorzugen. Diese Produkte stehen weiter unten in der Nahrungskette und enthalten daher wesentlich geringere Giftkonzentrationen. Im *New England Journal of Medicine* wurde berichtet, dass die Muttermilch vegetarisch essender Frauen nur 1 bis 2 Prozent der bei Fleisch essenden Müttern üblichen Pestizidbelastung aufweist. Das Beispiel verdeutlicht, wie die Umstellung auf vegetarische Ernährung die Aufnahme von gesundheitsschädigenden Substanzen zu verringern vermag. Sie können Ihre Giftaufnahme noch weiter reduzieren, wenn Sie sich ausschließlich von Lebensmitteln aus kontrolliert biologischem Anbau ernähren. Mitunter sind diese Produkte jedoch schwer erhältlich. Wenn Sie nur konventionell angebaute Ware kaufen können, sind Sie trotzdem gut beraten, Obst, Gemüse und Getreide den Vorzug gegenüber Fleischprodukten zu geben. Unser Körper ist in der Lage, geringe Pestizidmengen zu neutralisieren. Wenn wir uns jedoch dauerhaft hohen Konzentrationen dieser Giftstoffe aussetzen, sind Gesundheitsschäden unausweichlich.

In seinem Buch *Diet for a Poisoned Planet* beschreibt David Steinman, welche Früchte-, Gemüse- und Getreidesorten die geringsten Giftrückstände aufweisen. Er testete die Lebensmittel auf mehr als 100 verschiedene Chemikalien. Steinman verwendete dabei Laboruntersuchungsmethoden, die 5- bis 10-mal genauer sind als die bei der amerikanischen Nahrungs- und Arzneimittelbehörde FDA üblichen Standardtests. Er bezog seine getestete Ware aus vier verschiedenen Regionen und wiederholte seine Analysen in vier aufeinanderfolgenden Jahren. Als er die Tests im Jahre 1986 beendete, verfügte er über 16 verschiedene Ergebnisse pro Lebensmittel. Jedes Lebensmittel wurde aufgrund der Anzahl und der Konzentration der vorgefundenen Giftstoffe eingestuft. Aus der Kombination beider Kriterien errechnete er das von dem Produkt ausgehende

Krebsrisiko. Steinman führte seine Untersuchungen nur mit konventionell angebauten Nahrungsmitteln durch. Er unterteilte die Lebensmittel in drei Kategorien. Die von mir als „relativ unbedenklich“ bezeichneten Produkte sind Nahrungsmittel mit minimalen Giftrückständen. In die zweite Kategorie, deren Lebensmittel ich als „nur dann unbedenklich, wenn sie selten verzehrt werden“ bezeichne, gehören Produkte, die man besser meiden sollte. Die dritte Kategorie umfasst konventionell angebaute Nahrungsmittel, die potenziell so giftig sind, dass man sie am besten grundsätzlich ablehnen sollte. Steinmans Ergebnisse habe ich in Grafiken (siehe Seite 39ff.) zusammengefasst. Sie können dort sehen, wie sich die Aufnahme gesundheitsschädigender Giftstoffe minimieren lässt, wenn Ihnen keine biologisch angebauten Lebensmittel zur Verfügung stehen.

Am sichersten fahren Sie natürlich, wenn Sie generell auf konventionelle Produkte verzichten. Sobald sich genügend Menschen um ihre Gesundheit und die ihrer Kinder sorgen, wird der Absatz biologisch angebauter Lebensmittel enorm zunehmen. Diese gesteigerte Nachfrage wird immer mehr landwirtschaftliche Betriebe zum biologischen Anbau animieren, sodass auch die Preise für höherwertige Lebensmittel sinken werden. Erfreulicherweise bevorzugen in den Vereinigten Staaten bereits immer mehr Betriebe und Konsumenten den biologischen Anbau.

Konventionell angebautes Gemüse

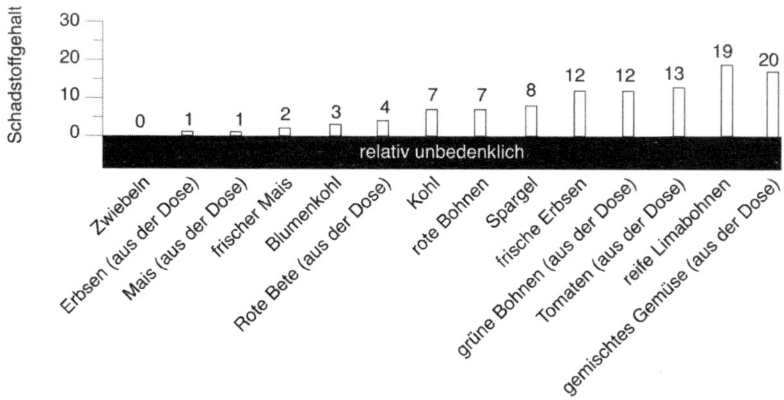

Weitere relativ unbedenkliche Gemüsesorten:

Alfalfasprossen
Azukibohnen
Bohnen, gekeimte
Fenchel
Kidneybohnen
Knoblauch
Pilze, frische
Rhabarber
Rosenkohl
Rote Bete, frische
Wasserkresse

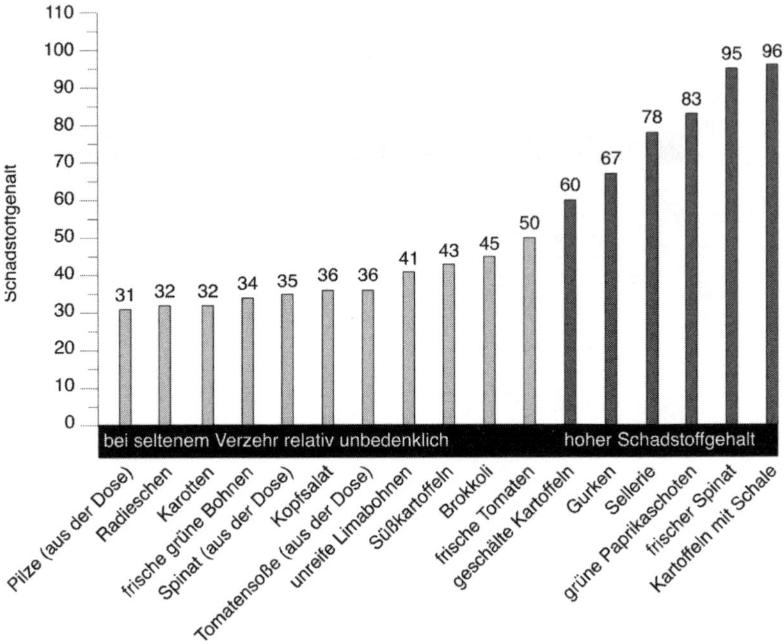

Weitere bei seltenem Verzehr relativ unbedenkliche Gemüsesorten:

- Artischocken
- Auberginen
- Chilischoten
- Cocktailtomaten
- Dill
- Endiviensalat
- Kohlrabi
- Kürbisse
- Linsen
- Löwenzahn
- Mungbohnen
- Paprikaschoten, rote
- Pastinaken
- Petersilie
- Sojabohnen
- Steckrüben

Konventionell angebautes Obst

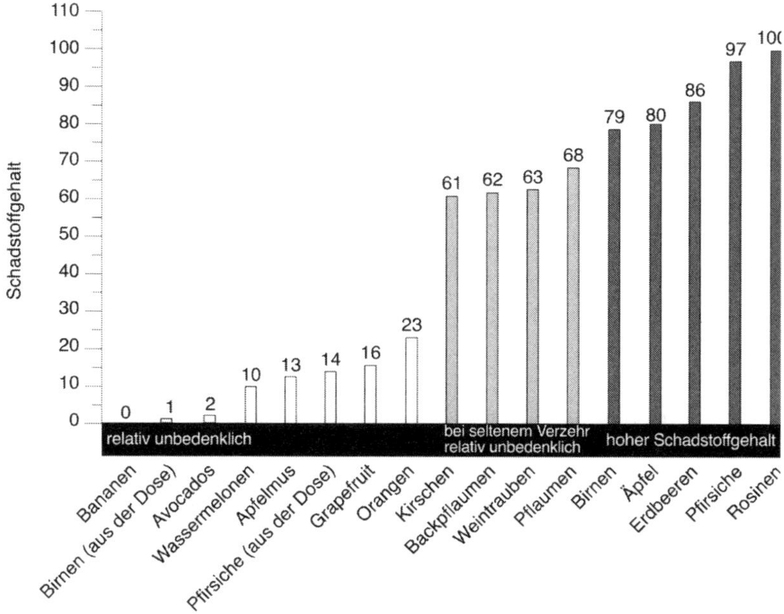

Weitere relativ unbedenkliche Obstsorten:

Ananas
Datteln
Feigen
Guaven
Kokosnüsse
Limonen
Mandarinen
Papayas
Passionsfrüchte
Zitronen

Weitere bei seltenem Verzehr relativ unbedenkliche Obstsorten:

Aprikosen
Blaubeeren
Brombeeren
Granatäpfel
Kiwis
Nektarinen
Preiselbeeren

Konventionell angebaute Nüsse und Samen

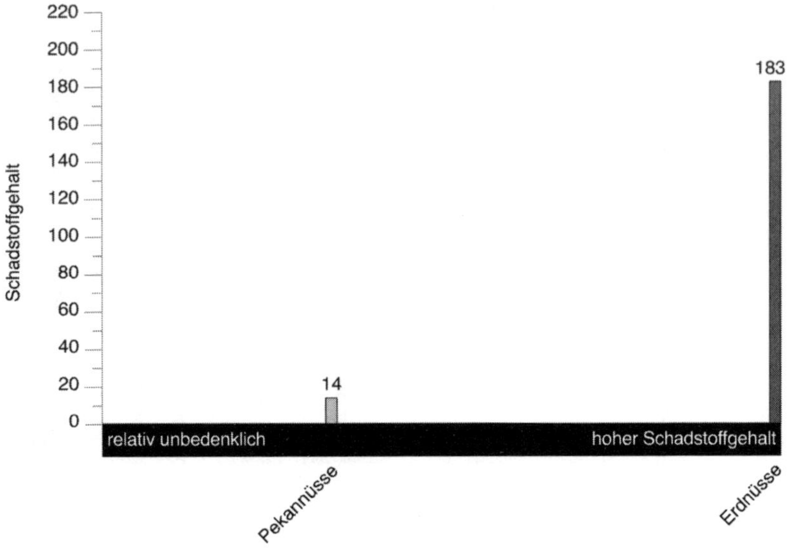

Weitere relativ unbedenkliche Nüsse und Samen:

Haselnüsse
Kürbiskerne
Leinsamen
Mandeln
Pistazien
Sesamsamen
Sonnenblumen-kerne
Walnüsse

Konventionell angebautes Getreide

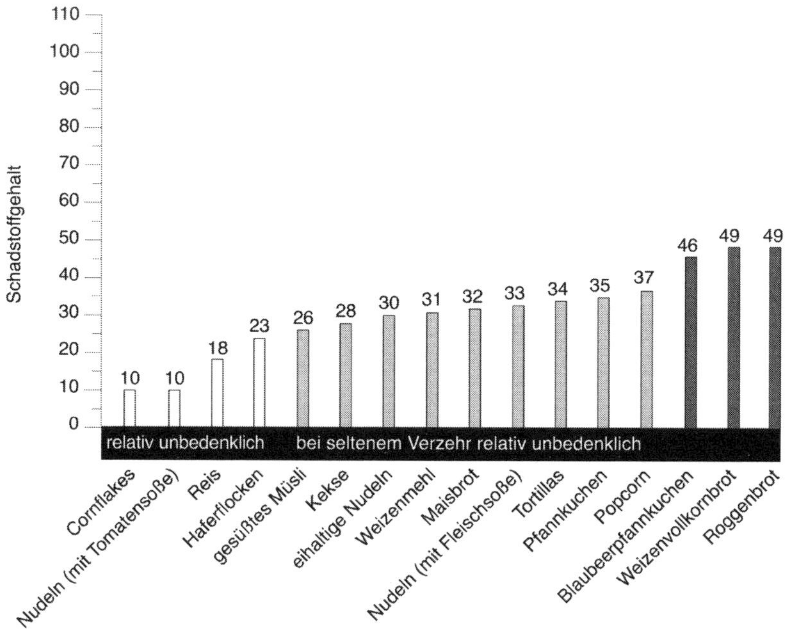

Die in den Grafiken (Seite 39 ff.) angegebenen Zahlen sind dem Buch *Diet for a Poisoned Planet* von David Steinman entnommen.

Wussten Sie,

- dass sich bei einem hohen Prozentsatz jugendlicher Straffälliger asoziale Verhaltensmuster auflösen, wenn ihre Ernährung auf Vollwertkost mit minimalem Zuckergehalt umgestellt wird?
- dass unsere Ernährung nicht nur den Körper, sondern auch unsere Psyche und unseren Geist beeinflusst?
- dass Hypoglykämie (Unterzuckerung) bei gesunder Ernährung und harmonischer Lebensführung verschwindet?

Ein durchschnittlicher Fleisch essender US-Amerikaner verzehrt in seinem Leben:

11 Rinder
1 Kalb
3 Lämmer
23 Schweine
45 Truthähne
876 Fische

Wollen Sie Ihren Körper zu einem TIERFRIEDHOF machen?

Wenn Sie traurig, verärgert oder gestresst sind, sollten Sie mit dem Essen warten. Bedenken Sie: Nahrung ist Liebe, und Leben ist Liebe.

Wenn Sie stets in entspannter und andächtiger Stimmung essen, wird Ihr Körper es Ihnen danken.

Lesen Sie die Etiketten auf Ihren Lebensmitteln

Wenn Ihnen Ihre Gesundheit wichtig ist, sollten Sie auf die Qualität Ihrer Lebensmittel achten. Dadurch wird sich Ihnen eine neue Welt der harmonischen Lebensführung eröffnen. Schon bald wird es Ihnen viel Freude bereiten, naturbelassene Lebensmittel aus biologischem Anbau zu essen. Um sich für die richtigen Produkte entscheiden zu können, sollten Sie stets die Etiketten auf den Nahrungsmitteln lesen. Dies ist jedoch mitunter gar nicht so einfach. Im *US News and World Report vom* 18. Juni 1990 wird berichtet, dass die amerikanische Nahrungs- und Arzneimittelbehörde FDA bei 47 Prozent der US-Waren und 76 Prozent der ausländischen Produkte falsche Angaben auf dem Etikett feststellte. Wenn Sie im Reformhaus oder im Naturkostladen einkaufen, bedeutet dies auch noch lange nicht, dass Sie die Aufschriften auf den dort stehenden Tafeln nicht mehr zu lesen brauchen. Nicht alle Produkte, die in diesen Geschäften verkauft werden, sind auch tatsächlich gesund.

Das Wort „natürlich“ wird heutzutage für alles Mögliche verwendet. Am besten halten Sie nach den Bio-Siegeln Ausschau [siehe unter *http://de.wikipedia.org/wiki/Bio-Siegel*]. Wenn Sie nur biologische Ware kaufen, tun Sie nicht nur Ihrer Gesundheit und der Ihrer Familie etwas Gutes. Sie fördern dadurch auch die biologische Landwirtschaft und damit die Regeneration des fruchtbaren Bodens. Laut einer in den USA durchgeführten Meinungsumfrage wünschen sich 80 Prozent der US-Bevölkerung biologisch angebautes Obst und Gemüse. 50 Prozent sind bereit, für höherwertige Produkte etwas mehr Geld zu bezahlen. Biologisch angebaute Nahrung ist schadstoffärmer, da die Böden nicht mit Chemikalien verseucht werden. Erste wissenschaftliche Studien belegen zudem, dass biologische Lebensmittel auch vitalstoffreicher sind. Ein biologisch angebautes Nahrungsmittel enthält somit mehr Vitamine, Mineralstoffe und Enzyme als das gleiche Produkt aus konventionellem Anbau. Bei Untersuchungen der *Rutgers University* ließ sich ein wesentlich höherer Mineralstoffgehalt der biologischen Ware feststellen. So enthielten zum Beispiel Tomaten aus kontrolliert biologischem Anbau 5-mal mehr Kalzium, 12-mal mehr Magnesium, 3-mal mehr Kalium, 6-mal mehr Natrium (biologisches Natrium erhöht im Gegensatz zum herkömmlichen Speisesalz nicht zwangsläufig den Blutdruck), 68-mal mehr Mangan und 1900-mal mehr Eisen als konventionell angebaute Tomaten. Spinat aus kontrolliert biologischem Anbau wies mehr als doppelt so viel Kalzium, 5-mal so viel Magnesium, 3-mal so viel Kalium, 70-mal so viel Natrium, 117-mal so viel Mangan und 83-mal so viel Eisen auf wie konventioneller Spinat. Biologischer Kopfsalat enthielt 3,5-mal mehr Kalzium, 3-mal mehr Magnesium, 3-mal mehr Kalium, 30-mal mehr Natrium, 169-mal mehr Mangan und 57-mal mehr Eisen als Kopfsalat aus konventionellem Anbau. Die Forscher der *Rutgers University* stellten abschließend fest, dass biologisch angebaute Lebensmittel durchschnittlich 87 Prozent mehr Mineralstoffe und Spurenelemente enthalten als die gleichen Produkte aus konventionellem Anbau. Obgleich biologische Ware etwas mehr kostet, ist sie, was ihren Vitalstoffgehalt betrifft, ihren Preis durchaus wert. Der weltberühmte Ernährungsforscher Dr. Paavo Airola erwähnt Studien, die auf einen in biologischen Lebensmitteln enthaltenen Antikrebsfaktor hindeuten.

Die Behauptung, ein Produkt enthalte ausschließlich „natürliche Inhaltsstoffe“, besagt noch gar nichts. Nehmen Sie sich die Zeit, das Etikett eines jeden Nahrungsmittels zu lesen, das Sie zu kaufen gedenken.

Kaufen Sie Produkte aus kontrolliert biologischem Anbau

In seinem beliebten Buch *Natürlich gesund. Ein praktische Handbuch biologischer Heilmethoden* [Rowohlt-Taschenbuch, 1993] schreibt Paavo Airola von beeindruckenden Studien, die belegen, dass unsere Gesundheit und unsere Lebenserwartung direkt von der Qualität unserer Lebensmittel abhängen. Airola berichtet von Naturvölkern, die sich von naturbelassenen, unverarbeiteten Lebensmitteln ernähren und sich während einer langen Lebenszeit stets bester Gesundheit erfreuen. Sobald sich diese Menschen auf stark verarbeitete, minderwertige Produkte wie raffinierten Zucker und Auszugsmehl umstellen, treten akute und chronisch degenerative Krankheiten auf. Indem wir naturbelassenen, biologisch angebauten Lebensmitteln den Vorzug geben, können wir dem Auftreten chronisch degenerativer Krankheiten vorbeugen.

Suchen Sie nach Läden, in denen Sie hochwertige Produkte kaufen können. Vielleicht gibt es auch in Ihrer Nähe einen Naturkostladen. Fragen Sie in Ihrem Supermarkt nach biologisch angebauter Ware. In den USA haben viele Supermärkte bereits Naturkostabteilungen mit Lebensmitteln aus kontrolliert biologischem Anbau eingerichtet. Außerdem gibt es vielerorts Märkte, auf denen frisch geerntetes Obst und Gemüse angeboten wird. Unterhalten Sie sich mit den Landwirten über ihre Anbaumethoden. Auf diese Weise können Sie viel über die Praxis des biologischen Anbaus erfahren. Außerdem ist es interessant, die Menschen kennenzulernen, die unsere Lebensmittel anbauen und ernten. Die Nahrung und ihr Erzeuger verlieren somit ihre Anonymität.

Der Übergang zu einer gesünderen Ernährung

Bei der Ernährungsumstellung sollten Sie auf das Verhältnis zwischen Säuren und Basen in Ihrer Nahrung achten. Welche Wirkung haben bestimmte Lebensmittelkombinationen auf Ihren Körper? Fangen Sie an, regelmäßig Sport zu treiben und sich ein gesundes Essverhalten anzugewöhnen. Vermehrt Obst, Gemüse, Getreide, Hülsenfrüchte, Nüsse, Samen und Rohmilchprodukte zu essen steht in krassem Gegensatz zur üblichen Zivilisationskost. Sie werden jedoch an Ihrer neuen, gesünderen Ernährungsweise viel Freude haben. Nach einer anfänglichen Gewöhnungszeit werden Ihnen diese Lebensmittel wesentlich besser schmecken als Ihre früheren Lieblingsspeisen.

In der ersten Phase stellen Sie den Verzehr von rotem Fleisch ein. Wenn Sie dazu noch nicht bereit sind, schränken Sie Ihren Fleischkonsum zumindest stark ein. Kaufen Sie in dieser Übergangszeit nur rotes Fleisch, das von biologisch wirtschaftenden Betrieben stammt, keinesfalls Ware aus Massentierhaltung. Es wird Ihnen wesentlich weniger Probleme bereiten, auf Fleisch zu verzichten, wenn Sie über die vom Fleischverzehr ausgehenden Gefahren informiert sind – von den ethischen Aspekten, die ich in meinem Buch *Harmonie und Gesundheit mit vegetarischer Ernährung* ausführlich beschrieben habe, einmal ganz abgesehen. Fleisch, Milchprodukte und Eier aus der heutigen Massentierhaltung sind von ihrer Qualität her überhaupt nicht mit den tierischen Produkten von vor 100 Jahren zu vergleichen. In früheren Zeiten waren die Tiere, deren Produkte die Menschen aßen, noch gesund, da sie im Freien lebten und unbelastetes Futter erhielten.

Die gegenwärtige Nutztierhaltung degradiert die Tiere zu „Erzeugnissen", die in der Fabrik wie am Fließband massenproduziert werden. Diese Tiere haben einen wesentlich höheren Körperfettanteil als ihre in der Natur gehaltenen Vorfahren, da man ihnen keine Bewegung gönnt. Zudem werden sie mit Chemikalien und Hormonen gefüttert, damit sie kostengünstig und schnell ein hohes Gewicht erreichen. Auf einer Konferenz zum Thema tierische Nahrungsmittel wurde 1975 festgestellt, dass Tiere aus der Massentierhaltung 30-mal mehr gesättigte Fette aufweisen als Weidetiere. Seit dem 2. Weltkrieg wurden unsere Nutztiere einer kaum noch überschaubaren Flut von Pestiziden, Hormonen, wachstumsfördernden Substanzen, Insektiziden, Beruhigungsmitteln, radioaktiven Isotopen, Herbiziden, Antibiotika und anderen Medikamenten sowie Farbstoffen ausgesetzt. Die meisten dieser Substanzen galten oder gelten noch immer als legal. Doch auch illegale Hormone werden zum Mästen der Tiere verwendet.

Mit dem Verzehr von Fleisch, Eiern und Milchprodukten sind so viele gesundheitliche Risiken verbunden, dass ich allein darüber ein ganzes Buch schreiben könnte. Daher muss ich mich auf eine Auswahl beschränken. Die Kinderärztin Dr. Saenz berichtete im Februar 1982 im *Journal of the Puerto Rico Medical Association* von einer Epidemie vorzeitiger Geschlechtsreife, die mit dem Verzehr von tierischen Nahrungsmitteln in Verbindung stand. Insbesondere junge Mädchen waren hiervon betroffen. Bereits bei Kleinkindern kam es zu einer frühzeitigen Brust- und Gebärmutterentwicklung. Des Weiteren traten vaginale Blutungen und andere Pubertätszeichen auf. Einem 14-jährigen Jungen wuchsen weibliche Brüste, die operativ entfernt werden mussten. Dr. Saenz wies nach, dass Vollmilchkonsum das Auftreten von anormalem Brustgewebe bei Kleinkindern verursachte. Die älteren Kinder, bei denen diese Entwicklung auftrat, hatten Vollmilch, Rind- und Hühnerfleisch von Tieren gegessen, die mit Östrogenen gemästet wurden. Der Ärztin gelang es in den meisten Fällen, durch den Verzicht auf tierische Nahrungsmittel die Symptome binnen kurzer Zeit zum Verschwinden zu bringen. Das gleiche Phänomen wurde in England beobachtet. John Robbins schreibt in seinem Buch *Ernährung für ein neues Jahrtausend,* wie Hormonrückstände aus Massentierhaltungsprodukten zu einer um mindestens drei Jahre verfrühten Geschlechtsreife bei britischen Schulmädchen führten. Es ist davon auszugehen, dass auch die Fleisch- und Milchprodukte anderer Länder, in denen es Massentierhaltung gibt, zu hohe Östrogenrückstände aufweisen.

Der Wissenschaft sind eine Vielzahl von Krankheiten und Parasiten bekannt, die von Tieren auf den Menschen übertragen werden können. Dazu zählen Trichinose, Toxoplasmose, Pilze, virusbedingte Infektionen sowie Salmonellen, die häufigsten Verursacher akuter Dysenterie. Außerdem werden vermehrt schwere Infektionen von gegen Antibiotika resistenten Bakterien verursacht, die aufgrund des hohen Medikamenteneinsatzes in Fleischwaren vorkommen.

In seinem Buch *Transition to Vegetarianism* schreibt Dr. Rudolph Ballentine, dass mehr als 40 Prozent aller Erwachsenen mit Toxoplasmoseerregern in Kontakt gekommen sind. Bei Kleinkindern kann diese Erkrankung zu Blindheit und bei Neugeborenen zu geistiger Behinderung führen. Weitaus mehr Toxoplasmoseinfektionen als durch den Umgang mit Katzen werden durch den Fleischverzehr verursacht. Im *Cancer Journal for Clinicians* berichtet Dr. Kin Shim, dass in einer Studie 100 Prozent der Affen, denen man Milch von leukämiekranken Kühen gab, innerhalb eines Jahres an Leukämie erkrankten. In Dänemark fanden Wissenschaftler einen Zusammenhang zwischen Leukämie bei Kindern und dem Verzehr von Milch leukämiekranker Kühe. 21 Prozent der dänischen Kühe leiden unter Leukämie. Manche Wissenschaftler vertreten die Theorie, dass ein leukämieverursachendes Virus über die Milch auf die Kinder übertragen wird. Die zuvor erwähnte Leukämiestudie an Affen stützt diese Hypothese. Die von tierischen Nahrungsmitteln ausgehenden Risiken werfen die Frage auf, wie lange wir uns noch als Versuchspersonen zur Verfügung stellen wollen, bevor wir uns von diesen gesundheitsgefährdenden Produkten abwenden.

Heutzutage übernehmen wir durch den Verzehr von Fleisch und Fisch die Psychologie des Opferbewusstseins. Wenn uns die Gefahren bekannt sind, stellt der fortgesetzte Konsum dieser Produkte eine passive Form von Todeswunsch dar.

Wenn es möglich wäre, ausschließlich Rindfleisch oder Geflügel von biologisch wirtschaftenden Betrieben zu kaufen, wäre dies nicht ein großer Fortschritt? Könnten wir nicht mit dem Fleischverzehr einen Großteil unseres Nährstoffbedarfs decken? Schließlich bietet Fleisch relativ viel Eisen, Vitamin B_{12} und Eiweiß. Das Problem ist jedoch, dass Fleisch ein unausgewogenes Nahrungsmittel ist, welches praktisch kein Vitamin A, C und E enthält. Fleischnahrung ist arm an Kalzium und reich an Phosphor. Das Verhältnis zwischen Phosphor und Kalzium liegt bei 20 zu 1. Im *U.S. Army Medical Research and Nutrition Laboratory* in Denver, Colorado, wurde festgestellt, dass ein umso größerer Vitamin-B_6-Mangel entsteht, je mehr Fleisch man isst. Eine eiweißreiche Ernährung führt zu Vitamin-B_6-, Kalzium-, Magnesium- und Niacinmangel. Zudem erhöht der Fleischkonsum die Ammoniakwerte im Körper. Ammoniak ist ein schweres Nervengift, das laut Forschungsstudien von Dr. Willard J. Visek von der *Cornell University* auch an der Krebsentstehung beteiligt ist.

Ein weiteres ernstes Problem ist die mit dem Fleischverzehr einhergehende hohe Fettzufuhr. Schätzungen zufolge könnte der Verzicht auf Fleisch die Anzahl der darmkrebsbedingten Todesfälle in den USA um 90 Prozent reduzieren. Fleisch essende Menschen erkranken 4,3-mal häufiger an Darmkrebs als Vegetarier. Nach Angaben des *Journal of the American Medical Association* aus dem Jahre 1961 würde ein Verzicht auf Fleisch zu einem 97-prozentigen Rückgang der Herzkrankheiten führen. Krebs und Herzkrankheiten sind die häufigsten Todesursachen in der westlichen Welt. 75 bis 85 Prozent der in Rind-, Schweine- und Lammfleisch enthaltenen Kalorien stammen aus dem Fettanteil dieser Nahrungsmittel; bei Huhn beläuft sich dieser Wert auf 60 Prozent, bei Pute auf 55 Prozent. Zudem werden diese fettreichen Nahrungsmittel in gekochtem Zustand verzehrt. Erhitzte Fette, insbesondere jene tierischen Ursprungs, sind nachweislich gesundheitsschädigend. In der durchschnittlichen Zivilisationskost stammen 40 bis 45 Prozent der Kalorien aus erhitzten Fetten. Dieser hohe Prozentsatz wird mit der Entstehung von Herzerkrankungen, Krebs und diversen chronisch-degenerativen Krankheiten in Verbindung gebracht.

Obwohl Nüsse und Samen einen hohen Fettgehalt aufweisen, enthalten sie weder Cholesterin oder Östrogen noch die in tierischen Produkten meist vorkommenden schädlichen

Chemikalien. Daher sind sie wesentlich gesünder als fettreiche Nahrungsmittel tierischen Ursprungs. Zudem können Nüsse und Samen roh genossen werden. Besonders empfehlenswert ist das Einweichen dieser Lebensmittel vor dem Verzehr. Es ermöglicht dem Enzym Lipase die Aufspaltung der in Nüssen und Samen enthaltenen Öle.

Unerhitzte Fette haben eine grundsätzlich andere Wirkung auf den Organismus als erhitzte Fette. Das Gleiche gilt auch für rohes Fleisch, welches ebenso wie rohe Früchte, Gemüse oder Getreide noch aktive Verdauungsenzyme enthält, die durch das Kochen zerstört werden. Allerdings möchte ich damit keineswegs den Verzehr von rohem Fleisch empfehlen. Im Zusammenhang mit der Entstehung von Herz-Kreislauf-Krankheiten ist nicht nur der prozentuale Fettanteil der Ernährung von Bedeutung. Noch wichtiger ist womöglich, ob es sich um stark erhitztes Fett handelt. In seinem Buch *Richtige Ernährung. Deine beste Medizin* [Verlag Hermann Bauer, 1987] schreibt der Mediziner Dr. Henry Bieler:

> *„Ein hoher Verzehr von Fetten und Ölen, die sich noch in ihrem natürlichen Zustand befinden, führt nicht zu arteriellen Erkrankungen … Erst der Verzehr von unnatürlichen oder stark erhitzten Fetten führt zu gesundheitlichen Schäden."*

Unerhitzte Fette sind ungefährlich

Bei der Diskussion um Fette, Öle und Rohkost sind die Begriffe „cis-isomer" und „trans-isomer" von Bedeutung. Isomere sind Verbindungen, die zwar die gleiche Anzahl der gleichartigen Atome enthalten, sich jedoch aufgrund ihres unterschiedlichen Aufbaus in ihren chemischen und physikalischen Eigenschaften unterscheiden. Die cis-Form der Fettsäuren ist biologisch aktiv und weist eine kurvenförmige Struktur auf. Dagegen ist die gerade strukturierte trans-Form

Die Gefahren einer fettreichen Ernährung sind

- verstopfte Arterien, hoher Blutdruck und ein erhöhtes Herzinfarktrisiko,
- Verklumpungen der roten Blutkörperchen, die die Blutversorgung von Gehirn und Geweben erschwert,
- eine Verschlechterung bereits bestehender Diabeteserkrankungen,
- eine Störung der Leberfunktion,
- eine träge Verdauung und
- eine durch erschwerte Kreislaufverhältnisse bedingte Verlangsamung der Denkprozesse.

biologisch inaktiv. Die cis-Form der essenziellen Fettsäuren kann vom Körper in biologisch aktive körpereigene Fettsäuren und Prostaglandine umgewandelt werden. Demgegenüber kann der Körper die trans-Form biologisch nicht verwerten. Die trans-Formen der Fettsäuren behindern zudem wichtige Stoffwechselprozesse. Lebendige, vitalstoffreiche Lebensmittel enthalten die cis-Form der Fettsäuren. Auch leicht hitzebehandelte, extrahierte Öle enthalten noch cis-Formen.

Laut Dr. Douglass vom Kaiser-Permanente-Krankenhaus in

Los Angeles bewirkt das Erhitzen der Fettsäuren eine Umwandlung der Moleküle von der cis- in die trans-Konfiguration. Auch das Pressen und Hydrieren von Fetten verändert die kurvenförmige cis-Struktur und führt zur Entstehung von geraden trans-Formen. Leider wird die trans-Konfiguration der Fettsäuren genauso in die Molekülstruktur unserer Zellmembranen eingebunden wie die normale cis-Form. Dadurch behindern die trans-Fettsäuren die Atmung der Zellmembran. Dies führt zu einer verminderten Zellfunktion und begünstigt die Krebsentstehung. Viele Studien belegen die krebserregende Wirkung frittierter Fette. Aus diesem Grund gibt es keine gesunde Margarine, da alle Sorten einen hohen Anteil von trans-Fettsäuren haben.

Ein weiterer Unterschied zwischen verarbeiteten und natürlichen Fetten ist der Enzymgehalt. Bei Eskimos, die pfundweise Walspeck essen, ließen sich keine deutlichen Arterienverhärtungen oder sonstige Anzeichen von Kreislaufkrankheiten wie zum Beispiel Bluthochdruck feststellen. Demgegenüber traten bei Eskimos derselben Region, die über vergleichbare genetische Grundlagen verfügen, schwere Herz-Kreislauf-Krankheiten auf, nachdem sie sich das Kochen ihrer Nahrung angewöhnt hatten. Außer der unterschiedlichen Wirkung von cis- und trans-Fettsäuren enthält roher Walspeck noch aktive Lipase. Lipase ist das für die Fettverdauung notwendige Enzym. In roher Form enthält das Nahrungsfett beträchtliche Mengen an Lipase. In der freien Natur lässt sich beobachten, dass der Verzehr pflanzlicher oder tierischer Nahrung, die rohes Fett und die zur Fettverdauung notwendigen Enzyme enthält, keine kreislaufschädigende Wirkung hat.

Diese Erkenntnis widerspricht jedoch nicht dem nachgewiesenen Zusammenhang zwischen einer fettreichen Ernährung und dem Auftreten von Herz-Kreislauf-Krankheiten. Bei nahezu allen dieser Studien wurden lediglich erhitzte Fette untersucht. Das Kochen zerstört die Lipase und verändert die Molekülstruktur der Fette. Viele Ernährungswissenschaftler, die fettarme Kostformen empfehlen, lassen die unterschiedliche Wirkung von rohen gegenüber erhitzten Fetten außer Acht. Vegetarier können rohe Avocados und kalte, eingeweichte oder gekeimte Nüsse und Samen essen, ohne dadurch ein erhöhtes Arterioskleroserisiko einzugehen. Dennoch führen selbst unerhitzte Öle zu gesundheitlichen Problemen, wenn sie in übermäßigen Mengen genossen werden. Möglich sind Verklumpungen der roten Blutkörperchen, eine verminderte Kapillardurchblutung sowie eine geringere Sauerstoffzufuhr der Gewebe.

Nicht nur das Kochen, sondern auch jede Verarbeitung von Ölen kann die Lipase zerstören. Zum Beispiel weisen Oliven und Kokosnüsse einen hohen Lipasegehalt auf, während die aus ihnen hergestellten Öle enzymfrei sind. Die in natürlichen Lebensmitteln wie Sonnenblumenkernen und Avocados vorkommenden Öle sind oft vitalstoff- und enzymreich, während selbst kaltgepresste Speiseöle durch den Verarbeitungsprozess die meisten Vitalstoffe und Enzyme verloren haben. Die üblichen wärmebehandelten pflanzlichen Speiseöle enthalten zwar die wertvollen Omega-3- und Omega-6-Fettsäuren, leider liegen jedoch 20 bis 50 Prozent der Fettsäuren in der trans-Form vor. Andere Nahrungsmittel, die einen hohen Prozentsatz an trans-Fettsäuren aufweisen, sind Backwaren, gekochte Fleischprodukte und Suppen, Süßigkeiten und Kekse sowie frittierte Speisen. Diese wärmebehandelten mehrfach ungesättigten Fettsäuren können sogar zu einem Mangel an essenziellen Fettsäuren führen, da sie unseren Organismus mit trans-Fettsäuren überlasten. Im März 1971 erschien in der medizinischen Fachpublikation *Lancet ein* Beitrag, demzufolge wärmebehandelte mehrfach ungesättigte Fettsäuren die Krebsentstehung begünstigen. Obwohl der Verzehr mehrfach ungesättigter Fettsäuren nach Meinung vieler Experten das Herzinfarktrisko senkt, ließ sich in dieser Studie eine deutlich erhöhte Krebsneigung bei jenen Personen feststellen, deren Ernährung reich an erhitzen mehrfach ungesättigten Fettsäuren war. Dies mag auf den hohen Anteil der bei der Wärmebehandlung entstehenden trans-Formen zurückzuführen sein. Außerdem entstehen beim Kochen und Verarbeiten mehrfach ungesättigter Fettsäuren große Mengen an krebsfördernden freien Radikalen.

Es deutet alles darauf hin, dass Fette nur dann gesundheitsschädigend wirken, wenn sie erhitzt, bestrahlt, hydriert oder auch kaltgepresst wurden. Der Verzehr mäßiger Mengen fetthaltiger, naturbelassener und roher Lebensmittel ist jedoch unbedenklich. Die übliche Zivilisationskost besteht zu 40 Prozent aus Fett. Dieser hohe Fettanteil ist selbst beim ausschließlichen Verzehr unerhitzter, naturbelassener Fette und Öle nicht zu empfehlen. Es gibt noch keine Forschungserkenntnisse darüber, wie viel naturbelassenes Fett unsere Ernährung enthalten sollte. Meine klinische Erfahrung hat jedoch gezeigt, dass Fette und Öle etwa 10 bis 20 Prozent der täglichen Kalorienaufnahme ausmachen können. Dieser Wert unterliegt allerdings konstitutionsbedingten Schwankungen. Für den Kapha- und Pitta-Typ sind etwa 10 Prozent Fett geeigneter, während der Vata-Typ bedenkenlos eine zu 20 Prozent aus Fett bestehende Kost genießen kann. Abgesehen von Nüssen, Samen und einigen fettreichen Früchten und Gemüsen wie Avocados ist eine vegetarische Rohkosternährung eher fettarm.

Eine fleischorientierte Kost schadet Ihrer Gesundheit

Rotes Fleisch, Geflügel, Fisch, Eier und Käse enthalten praktisch überhaupt keine Faserstoffe und begünstigen eine Trägheit der Verdauungsorgane. Ein träger Dickdarm führt zu Verstopfung und Giftansammlungen im Darm. Faserstoffe unterstützen die Reinigung des Darms von Toxinen. Außerdem scheiden sie die Giftstoffe von Leber und Galle sowie die krebserregenden Abbauprodukte der Gallensäuren aus. Bleiben diese Gifte im Körper, gelangen sie häufig über die Dickdarmwand zurück in den Blutkreislauf. Darüber hinaus vermehren sich auf den Gal-

Wie lassen sich die von Fetten ausgehenden Gefahren meiden?

- Essen Sie überwiegend fettarme Lebensmittel wie Obst, Gemüse und Getreide.
- Decken Sie Ihren Bedarf an Fetten und Fettsäuren durch den Verzehr von unverarbeiteten, rohen Lebensmitteln wie Avocados, Nüssen und Samen.
- Meiden Sie fertige Speiseöle und fettreiche Speisen, die gekocht, frittiert, hydriert oder bestrahlt wurden.
- Meiden Sie gekochte Nahrung mit hohem Fettgehalt wie Fleisch, Eier, frittierte Speisen, Milchprodukte, Mayonnaise, Speiseeis, Pizza, Kekse und Schokolade.
- Schränken Sie Ihren Salzverbrauch ein, da Salz das Verlangen nach fettreicher Nahrung steigert.

lensäuren bestimmte Bakterienarten, die mit der Darmkrebsentstehung in Verbindung stehen. Faserstoffe aus der Nahrung sind zudem wichtig für die Ausscheidung radioaktiver Abbauprodukte. Bei vielen Menschen, die lang unter Verstopfung und Blähungen litten, stellt sich bereits unmittelbar nach der Umstellung auf faserstoffreiche vegetarische Kost wieder eine normale Darmfunktion ein.

Viele Menschen essen vermehrt Geflügel, wenn sie den Verzehr von rotem Fleisch einstellen. Bei keiner anderen Fleischsorte ist jedoch das Risiko, sich eine Salmonellen- oder Campylobacterinfektion einzuhandeln, so groß wie bei Geflügel. Die Wissenschaftler Pearson und Dutson berichteten in *Advances in Medical Research,* dass mehr als 80 Prozent aller Hühner und 90 Prozent aller Truthähne mit Campylobacterbakterien infiziert sind. Diese Bakterien verursachen ähnliche Darminfektionen wie Salmonellen und sind wegen des hohen Antibiotikaeinsatzes in der Tierzucht mittlerweile resistent gegen Antibiotika. Wenn Sie sich durch den Geflügelverzehr eine Infektion zuziehen, wird es daher schwer werden, ein wirksames Medikament zu finden.

Die amerikanische Zeitung *Pacific Sun* veröffentlichte am 8. Juni 1990 einen Artikel, demzufolge jährlich zweieinhalb Millionen US-Amerikaner an einer bakteriellen Salmonelleninfektion erkranken, von denen sich eine halbe Million einer stationären Behandlung unterziehen muss. Schätzungsweise 9000 Menschen sterben an dieser Infektion. In dem Beitrag heißt es, diese Entwicklung sei zum Teil eine Folgeerscheinung der gesteigerten Nachfrage nach „gesünderen" Lebensmitteln, da Geflügel vielerorts einen besseren Ruf genieße als rotes Fleisch. Ferner offenbarten diese Zahlen erschreckende Versäumnisse des amerikanischen Landwirtschaftsministeriums, dem die Inspektion der Geflügelware obliegt. Der fortwährende Stellenabbau im Landwirtschaftsministerium trage seinen Teil dazu bei, massenhaft verseuchte Ware unbeanstandet durchgehen zu lassen. Weiterhin heißt es:

„Das US-Landwirtschaftsministerium erteilte seinen Lebensmittelinspektoren Redeverbot gegenüber der Presse. Dokumente, aus denen hervorging, wie viel verseuchte Ware unkontrolliert passieren durfte, wurden vernichtet."

Dr. Carl Telleen, ein pensionierter Tierarzt des US-Landwirtschaftsministeriums, wurde von der *Pacific Sun* mit den Worten zitiert:

> *„Kotverschmutzte Hühnerkadaver, die früher grundsätzlich vernichtet wurden, reinigt man heutzutage einfach mit chloriertem Wasser ... Tausende dreckige Hühner werden in einem Kühltank gebadet, in dem die in Fachkreisen als Fäkalsuppe bezeichnete Flüssigkeit sich von Tier zu Tier verteilt."*

Durch das Lesen derartiger Artikel wird einem der Verzicht auf Geflügel leichtgemacht.

Außer den zuvor beschriebenen Bakterien entdeckten Wissenschaftler in letzter Zeit einen Virus in Hühnertumoren, der mit jener Mikrobe identisch ist, für deren Erforschung Dr. Francis Peyton Rous 1966 den Nobelpreis erhielt. Rous wies nach, dass dieses Virus auf den Menschen übertragbar ist. Es wird noch diskutiert, inwieweit diese Mikrobe zur Entstehung von Krebs beim Menschen beiträgt. Die Forschungsarbeit Dr. Virgina Livingston-Wheelers legt den Verdacht nahe, dass die meisten Hühner zumindest auf mikroskopischer Ebene an Krebs erkrankt sind und dass diese Hühnerkrebsart ebenso wie das Rous-Sarkom-Virus auf den Menschen übertragen werden kann.

Die mit der Ernährung verbundenen moralischen und gesundheitlichen Erkenntnisse lassen Veränderungen der Ernährungsgewohnheiten leichter umsetzen. Sie sind jedoch nur dann von Dauer, wenn Sie sich genügend Zeit für die Umstellung nehmen.

Wenn Sie noch nicht bereit sind, ganz auf Fleischprodukte zu verzichten, können Sie beginnen, an vier Tagen der Woche kein Fleisch zu essen. Bei der Umstellung Ihrer Ernährung dürfen Sie nichts erzwingen.

- Wenn Sie füllstoff- und nitratreiche Produkte wie Wurst und fleischhaltige Fertiggerichte zu sich nehmen, spielen sich kurz darauf in Ihrem Blut ähnliche Prozesse ab wie bei einer schweren Lebensmittelvergiftung.
- Ernähren Sie sich von konventionell angebauter Ware, nehmen Sie täglich Pestizide, Herbizide und andere gesundheitsschädigende Stoffe zu sich. Bevorzugen Sie Obst und Gemüse aus kontrolliert biologischem Anbau!
- Laut US-Gesundheitsministerium sind chemische Zusatzstoffe in der Nahrung für 10 000 krebsbedingte Todesfälle pro Jahr verantwortlich.
- Dem *New and World Report* vom 18. Juni 1990 zufolge wurden bei fast 76 Prozent aller Lebensmittelhersteller falsche Informationen auf den Produktetiketten nachgewiesen.
- Keineswegs alles, was in Naturkostläden verkauft wird, ist auch wirklich gesund.

3

Gesundheit und Trinkwasser

Aufgrund der weltweiten Wasserverschmutzung wird es immer schwieriger, reines und gesundes Trinkwasser zu finden. Wo können wir qualitativ hochwertiges Wasser beziehen? Aus dem Bereich der Biochemie werden wir uns mit einer biologischen Energieform beschäftigen, die mit dem Kolloidsystem des Wasser assoziiert ist und als Zeta-Potenzial bezeichnet wird. Sind Sie bereit, sich mit dem Thema gesundes Trinkwasser zu beschäftigen? Wollen Sie sich und Ihre Familie vor den gesundheitlichen Risiken giftigen Wassers schützen?

Die weltweite Vergiftung unserer Umwelt betrifft nicht nur die Nahrung, sondern auch das Trinkwasser. Durch die Umstellung auf biologisch angebaute Lebensmittel können wir unsere Giftaufnahme über die Nahrung erheblich reduzieren. Ebenso wichtig wie die Qualität unserer Lebensmittel ist die Reinheit unseres Trinkwassers. Laut David Steinmans Buch *Diet for a Poisoned Planet* eignet sich weniger als ein Prozent des Oberflächenwassers als Trinkwasser. Es ist bestenfalls ein nostalgischer Euphemismus, das Leitungswasser der meisten westlichen Industrienationen als „Trinkwasser" zu bezeichnen.

Nach dem Sauerstoff ist Wasser unser wichtigster Nährstoff. Ohne Wasser können wir nicht überleben. Der Körper eines Babys besteht zu 90 Prozent aus Wasser und der eines Erwachsenen zu 70 Prozent. In ihrem Buch *Elixir of the Ageless* schreiben Patrick und Gael Crystal Flanagan, dass unsere Muskulatur zu 70 Prozent, unser Gehirn zu 90 Prozent und unsere Leber zu 69 Prozent aus Wasser besteht. Selbst unsere Knochen enthalten 22 Prozent Wasser. Im Verlauf unseres Lebens trinken wir etwa 26 500 Liter Wasser. Wasser ist ein Hauptbestandteil all unserer Lebensmittel. Sogar gekochtes Getreide hat noch einen Wassergehalt von 70 Prozent.

Im Allgemeinen weisen Früchte mit 85 Prozent den höchsten Gehalt an strukturiertem Wasser auf. Bei Gemüse liegt der Wert etwas niedriger, obwohl manche Sorten wie Karotten bis zu 88 Prozent Wasser enthalten. Das Wasser in den Zellstrukturen roher pflanzlicher Lebensmittel ist das biologisch aktivste Wasser überhaupt. Dieses biologisch aktive Wasser wird als „strukturiertes" Wasser bezeichnet. Es kann mehr Energie speichern als destilliertes Wasser oder Quellwasser. In wissenschaftlichen Untersuchungen zeigte sich, dass der Winkel der Molekülbindung zwischen den Wasserstoff- und Sauerstoffatomen des strukturierten Wassers sich von jenem des ungeladenen, unstrukturierten Wassers unterscheidet. Allein durch Erhitzen kann Wasser seine Struktur verlieren.

Das Problem der Wasserverschmutzung gelangt heutzutage immer mehr ins Bewusstsein der Öffentlichkeit. Verunreinigungen des Wassers kann man häufig riechen, schmecken oder sehen. Aus diesem Grund ist die Wasserverschmutzung vielen Menschen leichter verständlich zu machen als die heimtückische Gefahr, die von unsichtbaren Giften ausgeht. Wenn das Wasser ölig aussieht oder übel schmeckt, enthält es womöglich Industrieabfälle. Schmeckt es nach verfaulten Eiern, hat es möglicherweise mit Abwasser Bekanntschaft gemacht. Ein metallischer Geschmack des Wassers deutet auf hohe Blei- oder Mangankonzentrationen hin. Trübes Wasser lässt auf gefährliche organische Substanzen oder ungenügende Reinigung schließen. Eine blaugrüne Färbung könnte von einem hohen Kupfergehalt herrühren. Eine hohe Chlorkonzentration im Wasser kann rostfreien Stahl schwarz färben. Eine ungewöhnliche Farbe und ein für Wasser untypischer Geruch oder Geschmack lassen starke Verunreinigungen vermuten. Allerdings sind besonders giftige Substanzen häufig farb-, geruch- und geschmacklos. Nur eine detaillierte Wasseranalyse, bei der auf mikrobielle, anorganische und organische Belastungen getestet wird, kann uns verlässlich Auskunft über die Qualität und Unbedenklichkeit unseres Wassers geben.

Radioaktive Strahlung ist eine der größten Gefahren, die vom Wasser ausgehen. Auch ohne menschliche Einwirkung kann das Grundwasser Strahlung enthalten, wenn es mit natürlich vorkommendem Uran, Radium oder Radon in Kontakt gekommen ist. Laut David Steinman ist Radiumbelastung des Trinkwassers eine Hauptursache für angeborene Missbildungen und erhöhte Krebsanfälligkeit. Die in Florida erhöhten Radiumwerte des Grundwassers werden mit der steigenden Leukämierate bei der dortigen Bevölkerung in Verbindung gebracht. In Iowa wurde eine Korrelation zwischen den bei

Männern zunehmenden Lungen- und Blasenkrebserkrankungen und einem erhöhten Radiumgehalt des Trinkwassers nachgewiesen. Der Radiumgehalt betrug mehr als 0,185 Becquerel pro Liter Wasser und lag deutlich über dem von der US-Regierung festgelegten Grenzwert. Kinder, die in North Carolina und Maine leben, erkranken doppelt so häufig an Leukämie wie die Kinder anderer US-Bundesstaaten. Einige Wissenschaftler sehen einen Zusammenhang mit den in diesen Regionen erhöhten Radiumbelastungen des Trinkwassers. Der Radongehalt des Wassers darf keinesfalls mehr als 0,37 Becquerel pro Liter betragen. Da Radon im Wasser enthalten sein kann, ist es möglich, dieses ungelöste Radongas mithilfe bestimmter Geräte aus dem Wasser zu lösen. Wasserfilter, die nach dem Umkehrosmoseprinzip arbeiten, entfernen Uran und Radium. Aktivkohlefilter eignen sich zur Reinigung des Wassers von Radonverunreinigungen.

Neben der natürlich vorkommenden Strahlung müssen wir uns heutzutage auch mit den industriell verursachten Strahlenbelastungen des Trinkwassers auseinandersetzen. Diese können von Nahrungs- und Arzneimittelbestrahlungsfabriken stammen. Im Jahre 1974 wurden in der Bestrahlungsanlage der Firma *International Neutronics* große Mengen des Isotops Kobalt-60 freigesetzt. Um diese Giftmengen aus ihrer Fabrik zu beseitigen, ließen die Verantwortlichen 5700 Liter radioaktives Wasser über die Toiletten in die Kanalisation spülen.

Unser Leitungswasser setzt sich aus Grundwasser und aus Oberflächenwasser zusammen. Doch sowohl unterirdische Wasservorkommen wie auch Flüsse und Seen werden durch giftige Chemikalien, sauren Regen, Abwässer, Pestizide und Herbizide aus der Landwirtschaft, Chlor, Fluor, Mülldeponien und radioaktives Material immer stärker verunreinigt. Ein Beispiel für die immer bedrohlichere Vergiftung unseres Trinkwassers: Nach Angaben der *New York Times* wurden im Jahr 1984 in den USA Tausende von Tonnen gefährlicher

Chemikalien, unter anderem 25 Kilogramm des tödlichen Dioxins, in den seither berüchtigten „Love Canal“ eingeleitet.

Wie kommt es zur Wasserverschmutzung?

Die Unsitte, unserem Trinkwasser Chemikalien beizumischen, deren Langzeitwirkung kein Wissenschaftler einzuschätzen vermag, begann mit der routinemäßigen Chlorierung des Wassers. Das Chlor soll uns vor zahlreichen durch das Wasser übertragbaren Krankheiten wie Cholera, Typhus, Ruhr und Hepatitis schützen. Bei Chlor handelt es sich jedoch um ein flüchtiges Element, das mit den im Wasser vorkommenden Substanzen neue chemische Verbindungen eingeht. Auf diese Weise entsteht die hochgiftige Gruppe der Trihalomethane (THM), zu der Kohlenstoff-Tetrachlorid und Chloroform gehören. Zudem gelangen über den landwirtschaftlichen Pestizideinsatz chlorierte Kohlenwasserstoffe wie DDT, PCB und Dioxin in unser Wasser.

In Philadelphia lässt sich anhand der Flussregion recht zuverlässig bestimmen, wie hoch das Krebsrisiko der Einwohner ist und an welcher Krebsart sie erkranken werden. Steve Meyerowitz schreibt in seinem Buch *Water. The Ultimate Cure,* dass ein amerikanisches Institut, das den Zusammenhang zwischen Umweltgiften und Krebsentstehung untersuchte, bei den Anwohnern der Westseite des Schuykill-Flusses eine um 67 Prozent höhere Todesrate durch Speiseröhrenkrebs feststellte als bei den Menschen, die auf der anderen Seite des Flusses lebten. Auf der Ostseite des Delaware-Flusses verzeichneten die Wissenschaftler hingegen 59 Prozent mehr gehirntumorbedingte Todesfälle und eine um 83 Prozent höhere Hautkrebs- und um 32 Prozent höhere Dickdarmkrebsrate. Es gibt mittlerweile eine ganze Reihe von Studien, die den Zusammenhang zwischen Giftstoffen im Trinkwasser und der Krebsentstehung belegen.

Die Zunahme bestimmter Krebsarten sowie die allgemein steigende Krebshäufigkeit in den westlichen Industrienationen ist keineswegs die Folge einer negativen, krebsbegünstigenden Geisteshaltung der Betroffenen. Es ist kaum abzuschätzen, inwieweit unser vergiftetes Trinkwasser lebensbedrohliche Krankheiten, genetische Schäden, Verhaltens- und Entwicklungsstörungen sowie angeborene Missbildungen verursacht. Sicher ist nur, dass wir vor einem ernstzunehmenden Problem stehen.

Die US-Umweltbehörde EPA versuchte vor einigen Jahren, neue Grenzwerte für Giftstoffe im Trinkwasser einzuführen. Laut Steve Meyerowitz zwangen die Wasserwerke die Umweltbehörde gerichtlich dazu, die Grenzwerte zu lockern. Eine 1982 vom US-Kongress veröffentlichte Studie zeigt, dass viele Wasserwerke selbst die bedenklich hohen Grenzwerte einfach ignorieren. Im Kampf mit der Profitgier zieht die Gesundheit erneut den Kürzeren. Im Oktober 1984 berichtete die *New York Times* über eine Regierungsstudie, der zufolge sich weniger als 20 Prozent der über 6500 amerikanischen Müll- und Abwasserentsorgungsanlagen an die geltenden Gesetze halten. Zudem erwies sich die Umweltbehörde EPA in der Überwachung dieser Betriebe als überaus nachlässig. Ein Monat später war in der *New York Times* zu lesen, dass allein im Jahr 1983 14 000 Verstöße gegen das 1980 erlassene Trinkwassergesetz bekannt wurden. In einem Zeitraum von zehn Jahren ging die US-Umweltbehörde nur 21 Gesetzesverstößen ernsthaft nach. Nach Angaben des Vorsitzenden der Umweltschutzorganisation *Natural Resources Defense Council*, John Adams, wurden bei einem Drittel der größten Abwasserentsorgungsunternehmen der Vereinigten Staaten grobe Verstöße gegen das Trinkwassergesetz festgestellt.

Aus diesen erschreckenden Tatsachen ist zu ersehen, dass die Politiker uns vor den Gefahren verunreinigten Wassers nicht schützen können oder wollen. Auch auf die Selbstverantwortung der Industrie sollten wir uns im Interesse unserer Gesundheit besser nicht verlassen. Es bleibt uns selbst überlassen, uns vor Giftstoffen im Trinkwasser zu schützen. Achten Sie darauf, dass Sie nicht nur reines Wasser trinken, sondern auch damit kochen. Wenn Sie es sich leisten können, sollten Sie auch Ihr zum Waschen und Duschen verwendetes Wasser filtern, da sonst Giftstoffe durch die Haut in den Körper gelangen können.

Es gibt unabhängige Labors, bei denen Sie Ihre Wasserqualität untersuchen lassen können. In den USA empfehle ich die *Watercheck National Testing Laboratories, Inc.* In der Analyse sollte auf folgende Substanzen getestet werden: mikrobiologische Verunreinigungen; anorganische Chemikalien und Metalle; flüchtige organische Substanzen; Trihalomethane; Pestizide; Herbizide; Schwermetalle sowie polychlorierte Biphenyle.

Wenn ich gefragt werde, ob es sich lohnt, auf die Trinkwasserqualität zu achten, verweise ich gern auf eine unlängst vom kalifornischen Gesundheitsministerium durchgeführte Studie, der zufolge Frauen, die nur Wasser aus Flaschen oder gefiltertes Wasser trinken, erheblich seltener Fehlgeburten haben. Ferner bringen diese Frauen auch deutlich seltener Kinder mit angeborenen Missbildungen zur Welt als Leitungswasser trinkende Frauen gleichen Alters. Sicher gibt es noch andere Ursachen. Es stellt sich jedoch die Frage: Wären Sie bereit, Ihr ungeborenes Kind einem solchen Risiko auszusetzen?

Wo gibt es reines und gesundes Wasser?

Wenn Sie Ihrem Leitungswasser nicht trauen, haben Sie die Wahl zwischen unzähligen Mineral- und Leitungswässern, destilliertem Wasser sowie verschiedenen Wasserfiltersystemen. Jedes dieser Wässer hat Vor- und Nachteile. In Kunststoffflaschen abgefülltes Mineralwasser löst Chemikalien aus der Wandung und schmeckt nach Plastik. Besser fahren Sie mit Glasflaschen. Mineralwasser stammt aus Mineralquellen und enthält meist mehr Mineralstoffe als Quellwasser.

Einige Mineralwässer besitzen von Natur aus Kohlensäure, während andere erst beim Abfüllen mit Kohlensäure versetzt werden. Im menschlichen Körper ist Kohlendioxid ein Abfallprodukt des Zellstoffwechsels, das in Wasser gelöst zu Kohlensäure wird und den Säuregehalt unseres Körpers erhöht. Zudem führt sie bei empfindlichen Menschen zu übermäßigem Aufstoßen und zu Blähungen. Obwohl viele Menschen kohlensäureversetztes Mineralwasser bevorzugen, ist es aus gesundheitlichen Gründen abzulehnen.

Es gibt Mineralwässer, die einen oder mehrere Mineralstoffe in so großen Konzentrationen enthalten, dass es nach einiger Zeit zu einem Ungleichgewicht im Stoffwechsel kommen kann. Leider sind die ohnehin meist nur spärlichen Informationen auf den Etiketten nicht zuverlässig. Einige Mineralwasserfirmen reinigen ihr Produkt mit Ozon, Entionisierungsgeräten oder Chlor. Bei so manchem „Quellwasser" handelt es sich in Wirklichkeit um gereinigtes Leitungswasser aus der Großstadt. In Indien trank ich kein abgefülltes Wasser, da ich oft beobachten konnte, wie Menschen nach dem Genuss dieses angeblich „reinen" Wassers krank wurden. Es ist empfehlenswert, sich an bekannte Wässer zu halten, obgleich auch dies keine absolute Garantie darstellt. In New York flog vor einigen Jahren ein Schwindel auf, bei dem normales Leitungswasser unter dem Namen „Perrier" verkauft wurde. Lesen Sie stets das Etikett und kaufen Sie nur Wässer von Firmen mit erstklassigem Ruf. Bei Billigwässern, die als „Tafelwasser" deklariert sind, handelt es sich allzu oft um gefiltertes Leitungswasser. Schauen Sie auf dem Etikett nach, ob das Wasser aus einer Quelle oder einem artesischen Brunnen stammt.

Durch die Verwendung eines Aktivkohleblock-Filters können Sie sich relativ kostengünstig vor organischen Verunreinigungen, Pestiziden, Herbiziden, Insektiziden, polychlorierten Biphenylen, Schwermetallen, Asbest und Trihalomethanen schützen. Zudem beseitigen diese Filter Chlor und schlechte Gerüche. Allerdings können sie anorganische Mineralsalze wie Chlorid, Fluorid, Natrium und Nitrat sowie lösliche Mineralien nicht herausfiltern. Für Großstadtbewohner sind Aktivkohleblock-Filter ideal. Weniger geeignet sind sie jedoch in

Regionen, in denen viel Landwirtschaft betrieben wird, da dort große Mengen an Nitrat anfallen.

Vor Kohlegranulat-Filtern sollten Sie sich hüten, da diese Geräte kaum Schadstoffe herausfiltern und leicht verkeimen. Überdies kann die Kohle nach längerem Gebrauch oder durch heißes Wasser zerfallen. Dies hat zur Folge, dass die gespeicherten Schadstoffe ins Trinkwasser gelangen. Achten Sie daher auf Veränderungen in Geschmack, Geruch und Farbe des Wassers. Auch die Fließgeschwindigkeit des Wassers darf sich nicht verändern.

Laut Duane Taylor, einem Wasserexperten aus Kalifornien, liegt das Hauptproblem der Kohlefilter darin, dass die meisten Anwender die Filterkartusche nicht oft genug austauschen. Taylor empfiehlt daher den Kauf von Geräten, die den Wasserfluss automatisch stoppen, sobald ihre Filterkapazität erschöpft ist. Einfache Filter sollten Sie immer etwas früher als vom Hersteller empfohlen erneuern. Aktivkohle wird danach bewertet, wie effektiv sie Jod und Phenole herausfiltert. Die Jodzahl sollte auf der Messskala des üblichen Testverfahrens mehr als 1000 betragen, während beim Phenol ein Wert von 15 oder darunter als wünschenswert gilt. Weiterhin ist zu beachten, wie lange das Wasser mit dem Filter Kontakt hat. Je langsamer die Fließgeschwindigkeit und je mehr Kohle der Filter enthält, umso effektiver ist das Gerät beim Herausfiltern von Schadstoffen.

Die Umkehrosmose ist eines der besten Systeme zum Reinigen von Wasser ohne hohen Energieaufwand. Umkehrosmosegeräte können Bakterien, Nitrat, Fluorid, Natrium, Chlor, Schwermetalle, Asbest, organische Substanzen und gelöste Mineralstoffe aus dem Wasser herausfiltern. Giftige Gase, Chloroform, Phenole, Trihalomethane, einige Pestizide und organische Verbindungen mit niedrigem Molekulargewicht verbleiben jedoch im Wasser. In Verbindung mit einem Aktivkohleblock-Filter können mit Umkehrosmosegeräten jedoch sämtliche Schadstoffe aus dem Trinkwasser entfernt werden.

Bei der Umkehrosmose wird das Wasser durch eine Membran gepresst. Es fließt stets von der höheren Konzentration zur niedrigeren Konzentration. Die Membran ist für reines Wasser durchlässig, nicht jedoch für die meisten Schadstoffe. Wenn der Wasserdruck stimmt und das Wasser keine allzu hohe Oberflächenspannung aufweist, wird für diesen Prozess kaum Energie benötigt. Nur bei sehr vielen Partikeln im Wasser wird eine Druckpumpe erforderlich, die wiederum den Energiebedarf des Systems erhöht. Das durch Umkehrosmose gefilterte Wasser ist ebenso rein wie destilliertes Wasser, hat jedoch den Vorteil, nicht erhitzt und somit in der Struktur verändert worden zu sein. Das Hauptproblem der Umkehrosmosefilter ist die Empfindlichkeit der semipermeablen Membran. Mitunter wird die Membran durch gechlortes, stark alkalisches oder mehr als 40 Grad Celsius warmes Wasser zerstört. Bei chloriertem Wasser ist eine Zellulosemembran erforderlich. Eine Polymermembran genügt für nicht chloriertes Wasser.

Zu Hause verwende ich einen Umkehrosmosefilter, dessen Membran entgegen der Herstellerangabe bereits nach weniger als drei Jahren defekt war. Es empfiehlt sich daher, die Funktionstüchtigkeit des Wasserfilters regelmäßig zu überprüfen. Erfreulicherweise werden die neu entwickelten Membranen immer stabiler. Obgleich die verschiedenen Umkehrosmosefilter nach dem gleichen Prinzip arbeiten, gibt es dennoch Qualitätsunterschiede. Um den für Ihre Bedürfnisse optimalen Filter zu finden, sollten Sie einen Fachmann zurate ziehen.

Wasserdestillatoren sind zwar teurer, können jedoch nahezu alles aus dem Wasser herausfiltern: Bakterien, Fluorid, Nitrat, Radionuklide, organische und anorganische Schadstoffe, Schwermetalle wie Blei, Quecksilber und Cadmium sowie lösliche Mineralstoffe wie Kalzium und Magnesium. Einige giftige organische Verbindungen wie Trihalomethane und Dioxin verbleiben jedoch aufgrund ihres niedrigen Siedepunkts im Wasser. Bei teureren Geräten werden diese Substanzen mit Hilfe von Zusatzeinrichtungen herausgefiltert. Dennoch haben Wasserdestillatoren entscheidende Nachteile: Sie verbrauchen enorm viel Energie und sind, wenn es sich nicht um solarbetriebene Geräte handelt, sehr teuer. Zudem erhält man durch Destillation totes, unstrukturiertes Wasser, dessen Genuss im Körper zu einem vorübergehenden Anstieg der weißen Blutkörperchen führt. Allerdings lässt sich dieses unstrukturierte Wasser durch den Einsatz eines Produkts namens „Crystal Energy" wiederbeleben.

Strukturiertes Wasser

Entscheidend für die Qualität des Wassers ist dessen Struktur. In meinem Buch *Ganzheitliche Ernährung und ihre spirituelle Dimension* habe ich dargestellt, wie strukturiertes Wasser die Enzymfunktion im Stoffwechsel und die Aufnahme von Vitaminen und Mineralstoffen unterstützt. Je strukturierter das Wasser, umso höher ist seine SOEF-Energie.

Mit dem Begriff „strukturiertes" Wasser wird die Organisation der Wassermoleküle bezeichnet. In strukturiertem Wasser ordnen sich die einzelnen Wassermoleküle in energiereichen kristallinen Gruppen an. In einem Wassermolekül verbinden sich zwei Wasserstoffatome mit einem Sauerstoffatom. Der Winkel dieser Verbindung ist bei strukturiertem Wasser anders als bei unstrukturiertem. Laut Patrick und Gael Flanagan besteht die stabilste kristalline Einheit im Wasser aus acht Molekülen. Neben diesen flüssigen kristallinen molekularen Strukturen befinden sich noch freie Moleküle im Wasser. In gut strukturiertem Wasser ist ein hoher Prozentsatz der Wassermoleküle in solche flüssigen Kristallstrukturen eingebunden. Strukturiertes Wasser ist in allen gesunden biologischen Systemen vorhanden. In Flüssen, Seen und Ozeanen kommt dagegen überwiegend unstrukturiertes Wasser vor. Je mehr sich die Temperatur des Wassers dem Gefrierpunkt nähert, umso größer wird die Anzahl der im Wasser enthaltenen flüssigen Kristalle, bis diese schließlich zu Eiskristallen werden.

Mehrere Studien haben einen direkten Zusammenhang

zwischen Struktur und Qualität aufgezeigt. Je ausgeprägter die Struktur, umso mehr Lebensenergie kann das Wasser aufnehmen. Auf biologische Systeme übertragen bedeutet dies, dass die Zellfunktion umso besser ist, je mehr strukturiertes Wasser der Organismus enthält. Die in meinem Buch *Ganzheitliche Ernährung und ihre spirituelle Dimension* zitierten Wasserstudien deuten darauf hin, dass die Struktur des intrazellulären Wassers über Konzentration und Ausgeglichenheit der intrazellulären Kalzium-, Kalium- oder Natriumionen entscheidet. Carlton Hazelwood berichtet von Studien über Nuklearmagnetresonanz, bei denen in krebsbefallenen Zellen deutlich weniger strukturiertes Wasser nachgewiesen wurde als in gesunden Zellen. Nach Angaben des Wissenschaftlers Norm Mikeseil führt unstrukturiertes Intrazellularwasser zu einer Störung des gesunden Natrium-Kalium-Verhältnisses. Er schließt daraus, dass die Struktur des Zellwassers entscheidenden Einfluss auf unseren allgemeinen Gesundheitszustand hat.

Wenn wir unstrukturiertes Wasser trinken, muss unser Organismus das Wasser zunächst strukturieren, um es verarbeiten zu können. Energiereiche Kolloide oder Partikel mit starker elektrischer Ladung ermöglichen den freien Wassermolekülen, sich zu flüssigen kristallinen Hydratstrukturen zu verbinden. In der Natur gibt es eine Vielzahl von Kolloiden. Die stabilsten Kolloidsysteme kommen in lebendigen Organismen vor und werden von neutralen Polymeren aus Albuminoiden oder Fettsäuren umgeben. In ihrem Buch *Elixir of the Ageless* weisen die Flanagans darauf hin, dass es sich dabei um die gleichen Kolloide handelt, die auch im berühmten Trinkwasser des Volkes der Hunza vorkommen. Die bis zu 130 Jahre alt werdenden Hunza beziehen ihr Wasser aus natürlichen Gletscherbächen. Viele Forscher sehen in diesem hochwertigen kolloidalen Wasser eine Ursache für den hervorragenden Gesundheitszustand dieses Volkes.

Mit präzisen Messinstrumenten haben die Flanagans nachgewiesen, dass Sonnenlicht, Kristalle, Magnete sowie die aus unseren Händen fließende Energie die Struktur des Wassers verändern können. Diese neue Struktur wird erst wieder verändert, wenn das Wasser Turbulenzen ausgesetzt wird, zum Beispiel beim Eingießen in ein Glas oder beim Trinken. Aufgrund ihrer Kenntnisse über die Wasserqualität der Hunza entwickelten die Flanagans eine kolloidale Lösung namens „Crystal Energy", durch die das Wasser eine stabile Struktur erhält, die weder durch mechanische oder elektrische Einflüsse noch durch Mikrowellen zerstört wird.

Bei ihren Forschungen entdeckten die Flanagans, dass die Oberflächenspannung des Wassers ein Gradmesser für die in den Wassermolekülen enthaltene freie Energie ist. Je mehr Zeta-Potenzial bzw. freie Energie eine Flüssigkeit aufweist, umso geringer ist die Oberflächenspannung. Unstrukturiertes Wasser wie zum Beispiel destilliertes Wasser besitzt eine Oberflächenspannung von 0,073 Newton pro Meter. Karottensaft hat von allen gemessenen Säften die niedrigste Oberflächenspannung: 0,03 Newton pro Meter. Wenn man den Saft über Nacht stehen lässt, steigt dieser Wert auf 0,068 Newton pro Meter, und innerhalb von 24 Stunden erreicht er den Wert von totem Wasser, 0,073 Newton pro Meter.

Die gesündesten Flüssigkeiten sind jene mit der ausgeprägtesten Struktur und dem höchsten Zeta-Potenzial. Eine hohe Konzentration negativ geladener Ionen (Anionen) wird als gesundheitsfördernd angesehen, da Anionen das Zeta-Potenzial des Blutes und der extra- und intrazellulären Flüssigkeit erhöhen. Demgegenüber verringern Kationen (positiv geladene Ionen) die Aktivität und Funktion unserer biologischen Kolloide. Die daraus resultierende Abnahme des Zeta-Potenzials führt zu einer Funktionsminderung der Zellen, da diese auf die Qualität der sie umgebenden und durchdringenden Flüssigkeiten angewiesen sind. Am Beispiel des Karottensaftes ließ sich zeigen, dass die Verringerung des Zeta-Potenzials und der Ladungsverlust der kolloidalen Partikel zu einem Verfall des kolloidalen Flüssigkeitssystems führen. Aus diesem Grund sieht mehrere Tage alter Karottensaft auch dickflüssiger und weniger ästhetisch aus als frisch gepresster Saft. Ähnlich sieht es in unserem Blut aus, wenn das kolloidale System in sich zusammenfällt. Der Kolloidzerfall der intra- und extrazellulären Flüssigkeit erschwert sowohl den Nährstofftransport in die Zelle als auch den Abtransport von Stoffwechselendprodukten.

Blut, dessen Zeta-Potenzial verringert ist, wird dickflüssig, und die roten Blutkörperchen neigen zu Verklumpungen. In der Dunkelfeldmikroskopie lassen sich diese Prozesse deutlich erkennen. Zu dickes Blut gilt als wesentliche Ursache eines schlechten Allgemeinzustands und zellulären Sauerstoffmangels. Eine verminderte Aktivität biologischer Kolloide beeinträchtigt zwangsläufig die Zellfunktion lebendiger Organismen. Über kurz oder lang können daraus ernstzunehmende gesundheitliche Störungen resultieren.

Welche Faktoren reduzieren das Zeta-Potenzial unseres Wassers?

Die Flanagans konnten nachweisen, dass elektromagnetische Signale mit niedriger Frequenz, wie sie von Haarfönen, Fernsehern, Computern und Waschmaschinen erzeugt werden, die kolloidale Stabilität verringern. Des Weiteren zerstören alle Formen der Lebensmittelverarbeitung wie Kochen, Bestrahlung oder Mikrowelleneinwirkung die Eiweißhüllen der biologischen Kolloide, die in dem Flüssigkeitsanteil der Nahrung vorkommen. Das Zeta-Potenzial der Lebensmittel wird somit vollständig vernichtet. Dies ist umso bedauerlicher, als das Zeta-Potenzial die „Lebenskraft" der Enzyme und Nahrungsmittel darstellt und als Maßstab für ihren SOEF-Gehalt gilt. Das Kochen zerstört die Struktur der in unseren Lebensmitteln enthaltenen biologischen Flüssigkeiten. Das kolloide Energiesystem zerfällt und führt zum „Tod" der Nahrung. Demgegenüber weist lebendige, naturbelassene Nahrung ein hohes Zeta-Potenzial und eine deutliche kolloidale Struktur auf.

Es empfiehlt sich daher zu wissen, welche Faktoren dies beeinträchtigen. Laut den Flanagans kann Aluminium zu einer Zerstörung der kolloidalen Eigenschaften unserer Körperflüssigkeiten führen. Aluminium ist in einigen Backpulvern, Antisäuremedikamenten und den meisten Deodorants enthalten. Es lässt sich mitunter in Küchen- und Kantinengeschirr nachweisen. Viele Getränke wie Bier oder Limonade werden auch in Aluminiumdosen verkauft. Dabei können Aluminiumionen trotz der auf der Innenseite der Dosen befindlichen Kunststoffschicht in das Getränk gelangen. Die Flanagans halten nur Aluminiumsilikat, das in natürlicher Tonerde vorkommt, für unbedenklich. Die größte von Aluminium ausgehende Gefahr ist seine Verwendung in Wasserwerken. Die Flanagans verweisen auf Untersuchungen, denen zufolge die meisten Reinigungssysteme zu viel Aluminium verwenden. Dadurch gelangen überschüssige Aluminiumionen ins Leitungswasser. Außerdem fügen manche Wasserwerke dem Trinkwasser positiv geladene Mineralsalze zu, die sich im Leitungswasser nachweisen lassen. Ein hoher Kationengehalt des Wassers zerstört das Zeta-Potenzial.

Nicht nur in Aluminiumdosen abgefülltes Bier ist in dieser Hinsicht bedenklich. Aufgrund seines hohen Gehalts an kationischen Mineralien hat Bier ohnehin ein geringes Zeta-Potenzial. Alle alkoholischen Getränke führen zu einer Verklumpung des Kolloidsystems. Auch eine zu salzreiche Ernährung reduziert das Zeta-Potenzial unseres Blutes und anderer Körperflüssigkeiten.

Um das Zeta-Potenzial unseres flüssigen Kolloidsystems auf hohem Niveau zu erhalten, sind Lebensmittel und Getränke notwendig, die struktur- und ordnungsfördernd wirken. Die Ernährung sollte hauptsächlich aus rohen, naturbelassenen Lebensmitteln mit hohem Gehalt an strukturiertem Wasser und anionischen Elektrolyten bestehen. Am besten eignen sich rohe Früchte und Gemüse sowie frisch gepresste, unpasteurisierte Säfte.

Dieser kurze Ausflug in die Chemie bestätigt, dass es Ordnungsprinzipien der Natur gibt, an denen wir unsere Lebensführung ausrichten sollten. Erfreulicherweise sind diese Prinzipien sehr einfach. Wir müssen keine Experten der Biochemie sein oder uns ein Zeta-Potenzial-Messgerät kaufen, um gesund leben zu können. Es genügt, viele rohe, naturbelassene Lebensmittel zu essen und strukturiertes Wasser zu trinken.

Die Flanagans haben ein flüssiges, kristallines Kolloidprodukt mit hohem Zeta-Potenzial entwickelt. Da es aus mikroskopisch kleinen Kristallkolloiden besteht, nennen sie es „Crystal Energy" (Kristallenergie). Das Zeta-Potenzial von unstrukturiertem, „totem" Wasser lässt sich durch das Hinzufügen von acht Tropfen dieses Produkts enorm erhöhen. „Crystal Energy" eignet sich für destilliertes und mit Umkehrosmose gefiltertes Wasser. Im Dunkelfeldmikroskop zeigt sich bereits fünf Minuten nach dem Trinken dieses Kristallwassers eine Auflösung von Blutzellverklumpungen.

Ein hohes Zeta-Potenzial der Körperflüssigkeiten macht unser biologisches Kolloidsystem widerstandsfähiger gegen zerstörerische Einflüsse der Umwelt. Je mehr Energie unser System enthält, umso strukturierter sind unsere SOEFs und umso gesünder sind alle Zellen, Gewebe, Organe und Organsysteme unseres Körpers.

- In Ihrem Leben werden Sie insgesamt fast 26 500 Liter Wasser trinken.
- Das Leitungswasser stammt aus zwei Quellen: dem unterirdischen Grundwasser sowie dem Oberflächenwasser aus Flüssen und Seen. Seit Jahren werden unzählige Tonnen giftiger Chemikalien in unser Wasser eingeleitet. Mittlerweile gibt es kaum noch reines Wasser in der Natur.
- Trinken Sie ausschließlich reines, gefiltertes Wasser!

4

Phase II:
Ist Fisch empfehlenswert?

Um es gleich vorwegzunehmen: Im Fisch sind keine Nähr- und Vitalstoffe enthalten, die wir nicht auch aus gesünderen vegetarischen Lebensmitteln beziehen könnten. Selbst der früher von der Wissenschaft als enorm hoch angesehene, bis zu 2 Prozent betragende Omega-3-Fettsäuren-Anteil im Fisch erscheint mittlerweile nicht mehr als das Maß aller Dinge. Bei Leinsamen wurden 18 bis 24 Prozent Omega-3-Fettsäuren nachgewiesen. Diese Fettsäuren beugen der Entstehung von Blutgerinnseln vor, die häufig Ursache von Herzinfarkten sind oder zu Komplikationen im Falle von Herzinfarkten beitragen. Dennoch gibt es Einiges, was Fisch in wesentlich höheren Konzentrationen enthält als vegetarische Lebensmittel: Quecksilber, PCB, Salmonellen und Hepatitisviren. Studien aus den USA belegen, dass der Verzehr von Fischen aus stark verschmutzten Gewässern wie dem Michigansee zu neurologischen Schäden und einem verringerten Geburtsgewicht führen kann. Es hat wenig Sinn, Fleisch aus gesundheitlichen Gründen abzulehnen und durch Fisch zu ersetzen. Der Verzicht auf Fisch ist der letzte Schritt bei der Umstellung auf eine vegetarische Ernährung.

In der zweiten Phase der Ernährungsumstellung sollten Sie den Anteil biologisch angebauter, gesundheitsfördernder Lebensmittel auf 90 Prozent erhöhen und den Verzehr von Fisch und Geflügel allmählich einstellen. Bereits der in Phase I erfolgte Verzicht auf Fleisch ist ein bedeutender Schritt. Doch leider sind Fisch und Geflügel nicht die gesunden Alternativen, als die sie häufig dargestellt werden.

Der Fischfang ist im Gegensatz zur Fleisch- und Geflügelindustrie nicht für die Zerstörung fruchtbaren Bodens verantwortlich. Zudem genießt Fisch unter Ernährungswissenschaftlern einen weitaus besseren Ruf als andere Fleischsorten. Magere Fischsorten wie Flunder, Kabeljau und Schellfisch enthalten konzentriertes Eiweiß und mitunter nur 1 Prozent Fett. Meeresfische sind reich an Selen, Jod und vielen Spurenelementen, die in Geflügel und rotem Fleisch nicht vorkommen. Zudem haben sie einen hohen Gehalt an den Vitamin A, D und B_{12}. Doch obwohl Fische wertvolle Nähr- und Vitalstoffe enthalten, kann ich den Fischverzehr aus ganzheitlicher Sicht nicht empfehlen.

Das wohl wichtigste Argument für den Fischverzehr ist der Gehalt an Eikosapentensäure (EPS), eine der Omega-3-Fettsäure ähnliche Substanz. Den höchsten Gehalt an Omega-3-Fettsäuren findet man bei Sardinen, Thunfisch, Makrele, Forelle und Lachs. Eine EPS-reiche Ernährung schützt vor Herzinfarkt, Schlaganfall, Lungenembolie und peripheren Gefäßkrankheiten, einschließlich Gangrän. Hohe EPS-Konzentrationen der Ernährung verdünnen das Blut und schützen vor der Verklumpung von Blutkörperchen. Die geringere Neigung zu Blutgerinnseln ist wahrscheinlich die wichtigste Wirkung der EPS, durch die sich auch das verminderte Herzinfarktrisiko erklären lässt. Zudem senkt EPS die Cholesterin- und Triglyceridwerte des Blutes.

Es gibt eine pflanzliche Quelle für Omega-3-Fettsäuren, die allen anderen Quellen, einschließlich Fisch, weit überlegen ist. Dr. Donald Rudin und Clara Felix schreiben in ihrem Buch *The Omega-3 Phenomenon,* dass Leinsamen mehr Omega-3-Fettsäuren enthält als jedes andere Lebensmittel. Das in Leinsamen enthaltene Omega-3 senkt den Cholesterinwert um 25 Prozent und den Triglyceridwert um 65 Prozent. Im menschlichen Körper kann EPS von einer der Omega-3-Gruppe zugeordneten Fettsäure hergestellt werden. Diese essenzielle Fettsäure wird als Linolensäure bezeichnet. Das Wort „essenziell" bezieht sich darauf, dass der Körper Linolensäure nicht selbst synthetisieren kann, sondern auf eine externe Zufuhr dieser Substanz angewiesen ist. Fischöle sind reich an essenziellen Fettsäuren, insbesondere der Omega-3-Gruppe. Daher liefert Fisch dem Körper viel Linolensäure, die im Organismus in EPS umgewandelt wird.

Fettsäuren sind Bestandteil jeder Körperzelle. Sie sind für viele biologische Funktionen unserer Zellen verantwortlich. Erwachsene sollten laut Weltgesundheitsorganisation 3 Prozent ihrer täglichen Kalorien in Form von essenziellen Fettsäuren zu sich nehmen. Für Kinder sowie schwangere und stillende Frauen liegt die empfohlene Zufuhr an Fettsäuren bei 6 Prozent. Essenzielle Fettsäuren liefern dem Körper Energie und sind an der Aufrechterhaltung einer konstanten Körpertemperatur beteiligt. Sie schützen Nerven und Gewebe und stärken das Immunsystem. Die für die menschliche Ernährung bedeutsamsten essenziellen Fettsäuren sind die Omega-6- und die Omega-3-Fettsäuren.

Diese beiden Fettsäuren sind die biologischen Vorstufen der Prostaglandine. Die kurzlebigen, hormonähnlichen Substanzen sind hochreaktiv und regulieren all unsere körperlichen Funktionen. Jedes Organ synthetisiert aus den in ihm gespeicherten essenziellen Fettsäuren Prostaglandine, die als Bestandteile der Zellmembranen mitentscheidend für deren physiologische Funktion sind. Sie gewährleisten die Leistungsfähigkeit des Immunsystems und mildern entzündliche Reaktionen, wie sie bei Arthritis und Allergien auftreten. Eine fehlerhafte Prostaglandinzusammensetzung, die häufig aus ungesunden Essgewohnheiten resultiert, begünstigt die Entstehung von Krankheiten. Nach heutigen Erkenntnissen liegt das optimale Verhältnis von Omega-6- zu Omega-3-Fettsäuren zwischen 4 : 1 und 9 : 1.

Zur Omega-6-Gruppe gehören Linolsäure, Gammalinolensäure, Dihomo-Gammalinolensäure sowie Arachidonsäure. Omega-6-Fettsäuren kommen in Sonnenblumen-, Maiskeim-, Distel-, Soja und Nachtkerzenöl vor. Einen etwas geringeren Omega-6-Fettsäuren-Gehalt haben Oliven-, Palm- und Kokosnussöl. Besonders reich an Gammalinolensäure sind Muttermilch, Nachtkerzenöl, Borretsch sowie das Öl aus den Samen der Schwarzen Johannisbeere.

Fisch enthält viel EPS und geringe Mengen an Vorstufen der Omega-3-Fettsäuren. Vegetarier können ihren Bedarf an Omega-3-Fettsäuren mühelos durch den Verzehr von Leinsamen, Walnüssen, Hülsenfrüchten und Algen decken. Zur Omega-3-Gruppe gehören Alpha-Linolen- und Eikosapentensäure.

Die Omega-3-Gruppe sollte 10 bis 20 Prozent des täglichen Fettverzehrs ausmachen. Diese Fettsäuren wirken vorbeugend gegen Herzinfarkt, Schlaganfall, Blutgerinnsel in der Lunge, Krebs, Diabetes, Arthritis, Asthma, PMS, Allergien, entzündliche Erkrankungen, Ödeme, raue Haut sowie MS. Wissenschaftlichen Studien zufolge erhöhen sie die Vitalität und tragen zur Normalisierung des Blutzuckerspiegels bei. Sie machen Haut und Haar geschmeidig und beseitigen starke Empfindlichkeit gegen Kälte. Den Omega-3-Fettsäuren wird eine allgemeine Stärkung des Immunsystems zugeschrieben. Zudem fördern sie das Sehvermögen, die vorgeburtliche Gehirnentwicklung sowie die Gehirn- und die Nebennierenrindenfunktion beim Erwachsenen. Sie unterstützen die Spermienbildung und haben sich in der Therapie verschiedener psychischer Erkrankungen als hilfreich erwiesen. Allerdings kann es 3 bis 6 Monate dauern, bis erste Erfolge erkennbar werden.

Leinsamen enthalten 18 bis 24 Prozent Omega-3-Fettsäuren. Demgegenüber enthält Fisch nur 0 bis 2 Prozent Omega-3-Fettsäuren. Viele Menschen halten Fisch irrtümlicherweise für die beste Quelle der aus Omega-3-Fettsäuren gebildeten, vor Herz-Kreislauf-Krankheiten schützenden Eikosapentensäure (EPS).

Zahlreiche Studien belegen, dass pflanzliche Lebensmittel wesentlich bessere EPS-Quellen sind. Omega-3-Fettsäuren sind für viele körperliche Funktionen unabdinglich, unter anderem für die Synthese von EPS. Fisch enthält jedoch keine Omega-3-Fettsäuren, sondern bereits das fertige EPS. Die in Leinsamen enthaltenen Omega-3-Fettsäuren können vom Körper für ein breites Spektrum an Stoffwechselprozessen verwendet werden. Demgegenüber ist die Nutzung des in Fisch vorkommenden EPS stark eingeschränkt. Außerdem sind Leinsamen im Gegensatz zu Fisch reich an Faserstoffen. Leinsamen enthalten Lignin, eine spezielle Gruppe von Faserstoffen, die im Organismus in Lignan umgewandelt werden. Lignan stärkt das Immunsystem und beugt Krebs sowie Pilz- und Viruserkrankungen vor. Studien zufolge vermindern hohe Lignanwerte das Dickdarm- und Brustkrebsrisiko. Bereits die Einnahme von 10 Gramm Leinsamen täglich führt zu einer beträchtlichen Erhöhung der Lignanwerte im Körper. Diese Menge entspricht ein bis zwei Teelöffeln. Ein weiterer Nachteil des Fischverzehrs ist der hohe Cholesteringehalt des Fischöls. 75 Gramm Dorschleberöl enthalten 570 Milligramm Cholesterin – genauso viel wie zwei Eigelb. Zudem lassen sich in den meisten Fischprodukten hohe Schadstoffrückstände nachweisen, da mittlerweile viele Gewässer stark verschmutzt sind. Ein weiteres Argument gegen den Fischverzehr sind die hohen Konzentrationen der Vitamine A und D, die in hohen Dosierungen giftig wirken. Unbedenklich ist dagegen das in pflanzlicher Nahrung vorkommende Provitamin Karotin, das erst im Körper in Vitamin A umgewandelt wird.

Manche Experten empfehlen die Einnahme von bis zu 3 Esslöffeln Leinöl pro Tag. Der Leinsamenforscher Dr. Rudin rät zu 2 bis 5 Esslöffeln Leinöl täglich. Die Forschungsabteilung von *Omega Nutrition*, einer Firma, die hochwertiges Leinöl herstellt, hält bereits 1 Teelöffel Öl oder 3 Teelöffel ganze Leinsamen für ausreichend. Das Produkt von Omega Nutrition hat von allen auf dem amerikanischen Markt erhältlichen Leinölen den höchsten Gehalt an Enzymen. Bei Konkurrenzprodukten liegt stets ein höherer Prozentsatz von Fettsäuren in der unnatürlichen trans-Form vor. Aufgrund seines hohen Enzym- und cis-Fettsäuren-Gehalts ist Leinöl das einzige verarbeitete Speiseöl, das in einer gesunden Ernährung seinen Platz hat.

Ganze Leinsamen sollten vor dem Einnehmen ebenso wie andere Samen eingeweicht werden, um die Enzyminhibitoren zu neutralisieren. Besonders lecker schmecken eingeweichte Leinsamen, die im Mixer zusammen mit Wasser, Früchten, Gemüsen oder anderen Samen püriert werden. Das Pürieren erleichtert die Verdauung der Leinsamen und reduziert die abführende Wirkung der eingeweichten Samen. Sie können die trockenen ganzen Leinsamen auch in einer Kaffeemühle mahlen und verzehren. Für Vegetarier und insbesondere für Rohköstler sind Leinsamen eine ideale Ergänzung der Ernährung. Viele Menschen, die bei reiner Rohkosternährung über gesundheitliche Probleme klagen, profitieren von Leinsamen. Immer wieder konnte ich beobachten, wie selbst in schweren Fällen die Einnahme von Leinsamen bereits nach einem Monat zu einer deutlichen Verbesserung des Gesundheitszustands führte. Daher sind Leinsamen ein fester Bestandteil der von mir empfohlenen Rohkost. Wenn Sie anstelle der ganzen Samen Leinöl bevorzugen, sollten Sie nur Produkte in lichtabweisenden und luftdichten Behältern kaufen, die bei der Verarbeitung nicht über 45 Grad Celsius erhitzt wurden. Nach dem Öffnen sollten Sie das Öl im Kühlschrank aufbewahren und innerhalb von drei bis sechs Wochen aufbrauchen. Das ungeöffnete Öl behält vier Monate lang seine volle Wirkung.

Fische aus verschmutzten Gewässern

Aufgrund der zunehmend fortschreitenden Verschmutzung der Gewässer enthalten Fischprodukte immer höhere Schadstoffkonzentrationen. Die am häufigsten nachweisbaren Gifte sind polychlorierte Biphenyle (PCB) und Quecksilber. PCB gehören neben Dioxin, DDT und Dieldrin zu den giftigsten Substanzen, die jemals entwickelt wurden. Bereits verschwindend geringe Mengen an PCB führen bei Versuchstieren zu Krebs und Missbildungen der Nachkommen. In einer von der US-Regierung finanzierten Studie ließen sich PCB in 100 Prozent aller Spermaproben US-amerikanischer Männer nachweisen. Im Jahre 1979 berichtete die *Washington Post* über einen im Zeitraum von 30 Jahren eingetretenen Rückgang der durchschnittlichen Spermienzahl amerikanischer Männer von 75 Prozent. Dem Artikel zufolge ist die verminderte Fruchtbarkeit unter anderem auf die zunehmende PCB-Belastung zurückzuführen. In der gleichen Studie wurde bei 25 Prozent aller Universitätsstudenten der USA Sterilität festgestellt. 35 Jahre zuvor waren lediglich 0,5 Prozent aller Studenten zeugungsunfähig. Die meisten Toxikologen sind sich darüber einig, dass PCB-Belastungen beim Menschen hauptsächlich vom Fischverzehr stammen. Laut Schätzungen der US-Umweltbehörde EPA können Fische den in Wasser vorkommenden PCB-Gehalt auf das 9-Millionen-Fache konzentrieren. Mittlerweile ließen sich PCB sogar in Fischen aus den tiefsten und abgelegensten Gewässern der Erde nachweisen.

Fische und Meeresfrüchte speichern hohe Konzentrationen an Giftstoffen, da sie das Wasser, in dem sie leben, „atmen". Muscheln filtern nahezu 40 Liter Wasser pro Stunde. Innerhalb eines Monats enthalten Austern Schadstoffe in einer 70 000-fach höheren Konzentration als das sie umgebende Wasser. Allerdings reicht es nicht, den Fischverzehr einzustellen, um diesen Giften aus dem Weg zu gehen. Die Hälfte des weltweiten Fischfangs wird an Nutztiere verfüttert, deren Fleisch für den menschlichen Verzehr bestimmt ist. John Robbins schreibt in

Ernährung für ein neues Jahrtausend, dass die Nutztiere der USA mehr Fisch konsumieren als die gesamte Bevölkerung Westeuropas. Auch Eier und Hühnerfleisch aus Betrieben, die ihre Tiere mit Fischmehl füttern, fallen bei Schadstoffuntersuchungen regelmäßig durch hohe PCB-Werte auf.

Eine ebenso große Gefahr sind die in Fischprodukten enthaltenen Quecksilberkonzentrationen. Die Giftigkeit des Methylquecksilbers übersteigt jene des einfachen Quecksilbers um das 50-Fache. Die meisten Toxikologen sind der Auffassung, dass Quecksilber in Pflanzen eine weniger giftige Form besitzt. In Fischen kommt nach Meinung einiger Experten jedoch meist die wesentlich giftigere Form des Methylquecksilbers vor. Über die Wirkung des Verzehrs quecksilberhaltiger Fische liegen bereits alarmierende Erkenntnisse vor. Im Jahre 1953 aßen viele an der Minamata-Bucht in Japan lebende Menschen Fische aus stark quecksilberverseuchten Gewässern. Das Gleiche passierte den Menschen, die 1962 am Agano-Fluss in Niigata, Japan, lebten, sowie in einigen Regionen Irans, Pakistans und Guatemalas. Viele der Betroffenen starben. Die anderen fielen ins Koma oder erlitten schwerwiegende Gehirn- und Nervensystemschäden.

Neben diesen akuten durch Chemiefabrikunfälle bedingten Quecksilbervergiftungen führt regelmäßiger Fischverzehr zu schleichenden Vergiftungen. Nach Angaben des Arztes Dr. Rudolph Ballantine werden Ärzten und Zahnärzten immer häufiger Fälle von Quecksilbervergiftungen bekannt. Als wichtigste Ursachen für diese Entwicklung sind die Verwendung quecksilberhaltiger Amalgamfüllungen und der Verzehr von Fisch anzusehen. In einem 1976 erschienenen Bericht der *Canadian Medical Association* wird auf Quecksilbervergiftungen bei Inuit hingewiesen, die mehr als ein Pfund Fisch täglich aßen. Eine westdeutsche Studie aus dem Jahre 1985 berichtet über bedrohlich hohe Quecksilber- und Pestizidwerte im Blut von 136 Personen, die regelmäßig Fisch aus der Elbe verzehrten.

Außer den aus Industrie und Landwirtschaft stammenden Schadstoffen enthalten Fische und Meeresfrüchte auch eigene

Giftstoffe, von denen Ciguatoxin der bekannteste ist. Ciguatoxin ist ein Nerven- und Magen-Darm-Gift, das zu Sensibilitätsstörungen, einem Kribbelgefühl an den Lippen, Übelkeit, Bauchkrämpfen, Lähmungen, Krampfanfällen und sogar zum Tod führen kann. Nahezu 10 Prozent aller Betroffenen sterben. In bestimmten Aalsorten und einer Reihe seltener Fische kommt dieses gefährliche Gift vor. In manchen Meeresfrüchten wie Muscheln und Krabben lässt sich mitunter eine im Plankton vorkommende giftige Substanz nachweisen, die zu ähnlich schweren Vergiftungserscheinungen wie bei Ciguatoxin führen kann. Leider lassen sich derartige Vergiftungen nur schwer behandeln. Ich selbst erfuhr von einem Betroffenen, der noch mehrere Jahre später arbeitsunfähig war.

Aus toxikologischer Sicht ist Fisch stets bedenklich. Aufgrund der hohen Schadstoffkonzentration der meisten Fischsorten sollten Sie sich überlegen, den Fischverzehr einzustellen. Einer im *Diet and Nutrition Letter* der *Tufts University* erschienenen Studie zufolge zeigten sich bei Neugeborenen umso mehr pathologische Reflexe, allgemeine Schwäche, Anzeichen von Depression sowie verlangsamte Reaktionen auf externe Reize, je häufiger ihre Mütter während der Schwangerschaft Fisch aus dem Michigansee gegessen hatten. Bei Kindern von Müttern, die lediglich 2- bis 3-mal pro Monat Fisch verzehrten, wurden bereits ein um 200 bis 250 Gramm unter dem Normwert liegendes Geburtsgewicht sowie ein kleinerer Kopfumfang festgestellt. Eine in der Fachpublikation *Child Development* veröffentlichte Studie stellte eine eindeutige Korrelation zwischen der von der Mutter während der Schwangerschaft verzehrten Fischmenge und der Gehirnentwicklung des Kindes fest. Selbst bei nur einer Fischmahlzeit pro Monat ließ sich eine schädigende Wirkung nachweisen. Laut Dr. Jacobsen, dem Leiter der Studie, war der verbale IQ eines Kindes umso geringer, je mehr Fisch seine Mutter in der Schwangerschaft verzehrt hatte. Kinder reagieren meist empfindlicher auf Giftstoffe. Die an ihnen gemachten Beobachtungen deuten darauf hin, welche Vergiftungsprozesse sich bei

Erwachsenen auf subtiler Ebene abspielen. In einer schwedischen Studie aus dem Jahr 1983 wurde festgestellt, dass die Milch stillender Mütter, die regelmäßig fettreichen Fisch aus der Ostsee verzehrten, extrem hohe PCB- und Pestizidrückstände enthielt. Fischverzehr führte zu noch höheren Giftwerten in der Muttermilch als Fleischgenuss. Bei laktovegetarisch essenden Müttern wurden die geringsten Pestizidbelastungen gemessen.

Überdies gilt es beim Fisch noch das Hygieneproblem zu berücksichtigen. Fische und Meeresfrüchte werden in großen Netzen gefangen, in denen sie regelrecht erdrückt werden. Der Darminhalt der Fische wird dadurch herausgepresst und verschmutzt die anderen Fische. Zudem werden die Netze häufig dicht über dem Meeresgrund gezogen. In diesen Tiefen ist die Konzentration an Giften und Bakterien besonders hoch. In *Basic Food Microbiology* heißt es, eine Konzentration von 1 Million Bakterien pro Gramm Fisch sei keine Seltenheit. Dies ist umso bedenklicher, als bereits 1 bis 10 Salmonellen pro Gramm Fisch zu Infektionskrankheiten beim Menschen führen können. Salmonellen kommen seltener in Garnelen als in Fischen und Meeresfrüchten aus tiefen, küstennahen und abwasserverseuchten Meeresschichten vor. Bevor die Fischerboote ihren Fang anlanden, enthalten die meisten Fische bereits gefährliche Schadstoffkonzentrationen. Im Netz kommt es zu einer starken Vermehrung der Bakterien, die sich während der auf dem Boot erfolgenden Verarbeitung fortsetzt. Das Aufschlitzen der Fische und die Entfernung ihres Verdauungstrakts erfolgt meist unter haarsträubenden hygienischen Bedingungen. Fischprodukte werden von der US-Regierung strenger auf Schadstoffrückstände kontrolliert als Rindfleisch oder Geflügel. Nach einer durch den Verzehr von Meeresfrüchten verursachten Typhusepidemie im Jahre 1925 wurden in den USA besondere Gesetze zur Qualitätskontrolle von Fisch und Meeresfrüchten erlassen.

Fische konzentrieren in ihrem Körper nicht nur chemische Giftstoffe, sondern bieten auch Mikroorganismen wie Salmonellen oder Hepatitisviren idealen Nährboden für eine rasche Vermehrung. In *Basic Food Microbiology* wird über eine umfangreiche Untersuchung berichtet, die bei 7 bis 20 Prozent aller Meeresfrüchte und bei 40 Prozent aller Muscheln aus fünf verschiedenen geographischen Regionen eine Salmonellenkontamination festgestellt hat. Durch Kochen lassen sich einige der in Meeresfrüchten vorkommenden Bakterien und Viren abtöten, keineswegs jedoch alle. Dr. Ballentine schreibt in seinem Buch *Transition to Vegetarianism,* dass bei Krabben, die 30 Minuten lang gekocht wurden, sich noch immer mehr als 1 Million Bakterien pro Gramm nachweisen ließen.

Ich habe Ihnen viele Gründe genannt, die gegen den Verzehr von Fisch sprechen. Fisch enthält keine Nähr- und Vitalstoffe, die nicht auch in aus ganzheitlicher Sicht wesentlich gesünderen pflanzlichen Lebensmitteln vorkommen. Durch die zunehmende Verschmutzung der Gewässer geht vom Fischverzehr eine kaum abschätzbare Gefahr aus. Durch Unkenntnis wird Fisch vielerorts noch immer als gesundes Nahrungsmittel bezeichnet. Tun Sie sich den Gefallen, auf Fisch zu verzichten. Lassen Sie sich nicht durch alte Gewohnheiten oder kulturelle Prägungen davon abhalten, eine gesundheitsbewusste Ernährung zu praktizieren.

Wenn Sie nicht zu viel essen, werden Sie sich bei vegetarischer Ernährung wesentlich leichter fühlen als bei Fleischkost.

Diese Leichtigkeit ist ein Zeichen für eine geringere Belastung des Verdauungstrakts. Dadurch steht Ihnen mehr geistige und körperliche Energie zur Verfügung.

5

Phase III: Der Schritt zum Vegetarismus

Die Umstellung auf vegetarische Ernährung sollte gut geplant werden. Sie hat psychologische Veränderungen zur Folge und fördert die körperliche Entgiftung. Wenn Sie sich langsam umstellen, werden Sie davon kaum etwas bemerken. Die bekanntesten vegetarischen Kostformen sind die Ernährung nach Airola und die Makrobiotik. Beide werden wir näher kennenlernen. Ich werde Ihnen das Konzept von den biogenen, bioaktiven und fermentierten Lebensmitteln vorstellen. Wir werden uns mit Milchprodukten, dem Kalziumhaushalt, Faserstoffen, Oxalaten und Phytaten beschäftigen. Für die Ernährungsumstellung sollten Sie sich vier bis sechs Monate Zeit nehmen. Sind Sie bereit, sich auf eine Kost umzustellen, die der Gesundheit von Körper, Geist und Seele optimal dient?

Die Umstellung auf vegetarische Kost ist eine bedeutsame Veränderung in unserem Leben. Viele Menschen bevorzugen die vegetarische Ernährung aus ethischen Gründen, aus Mitgefühl mit den Tieren. Andere entsagen ihrer Gesundheit zuliebe dem Fleischgenuss. Bei manchen überwiegt die Sorge um die Umwelt, die durch die Fleischproduktion erheblichen Schaden nimmt, oder die vielen hungernden Menschen, die sich durch eine gerechtere Verteilung der Lebensmittel versorgen ließen. Häufig wird die vegetarische Ernährung von Menschen bevorzugt, die dadurch ihr spirituelles Leben und ihre Meditationen fördern möchten. Oft ist es eine Vielzahl von Gründen, die den Verzicht auf Fleisch bestimmen. Um diese Umstellung auf gesunde und harmonische Weise vollziehen zu können, ist es wichtig, die dabei auftretenden physiologischen und psychologischen Veränderungen zu verstehen. Eine langsame Umstellung erleichtert uns und unserem Umfeld die Anpassung, damit die neue Lebensweise auch von Dauer ist und die Harmonie in unserem Leben fördert.

Durch den Verzicht auf Fleisch, Fisch und Eier verringert sich der Eiweiß- und Fettgehalt unserer Ernährung. Die meisten Menschen essen stattdessen vermehrt Kohlenhydrate und Faserstoffe. Durch die Umstellung auf naturbelassene pflanzliche Lebensmittel entspricht die Kost immer mehr den Empfehlungen der *International Society for Research on Nutrition and the Diseases of Civilization*.

Leider ist die Umstellung von fleischbetonter Kost auf vegetarische Ernährung nicht immer einfach. Häufig meinen Menschen, das fehlende Fleisch durch einen gesteigerten Verzehr von Milchprodukten, Tofu sowie fetthaltigen, frittierten oder gerösteten pflanzlichen Produkten ersetzen zu müssen. Gekochtes Fett und Eiweiß sollten jedoch nie in größeren

Mengen konsumiert werden. Umfassende Studien belegen, dass eine Kost, die nur geringe Eiweißmengen enthält und vorwiegend aus komplexen Kohlenhydraten besteht, der menschlichen Gesundheit und Langlebigkeit am zuträglichsten ist. Viele der langlebigen Völker essen nur ein Drittel bis die Hälfte der in Westeuropa und Nordamerika üblichen Eiweißmengen. Stattdessen verzehren sie überwiegend frische Früchte, Gemüse, Nüsse, Samen, Hülsenfrüchte und Getreide. Die Hunza, von denen viele über 100 Jahre alt werden und sich dabei bester Gesundheit erfreuen, ernähren sich fast ausschließlich von pflanzlichen Lebensmitteln. Gleiches gilt für die Bewohner des Kaukasus, die Abchasen, bei denen es pro 1 Million Einwohner 7-mal mehr über 100 Jahre alte Menschen gibt als in den USA. Obwohl die meisten Abchasen etwas Fleisch essen, bevorzugen laut Paavo Airola fast alle der über 100-Jährigen vegetarische Kost. Auch die Vilcabambanen, ein Indiostamm in den Anden Südamerikas, ernähren sich fast ausschließlich von naturbelassenen pflanzlichen Lebensmitteln. Sie zählen zu den langlebigsten und gesündesten Völkern der Erde. In den USA werden mehr Fleisch und größere Mengen an gekochtem Eiweiß und Fett verzehrt als in jedem anderen Land. Es ist kein Zufall, dass in den Vereinigten Staaten auch Krankheiten wie Krebs, Bluthochdruck, Herz-Kreislauf-Leiden, Arthritis, Fettsucht, multiple Sklerose sowie Fehlgeburten und Missbildungen am häufigsten auftreten.

Biogene Lebensmittel

Von allen Lebensmitteln enthalten rohe gekeimte Samen, Nüsse und Getreide die höchste Lebenskraft. Sie werden daher als biogene Lebensmittel bezeichnet. In ihnen ist die Fortpflanzungsfähigkeit der Art erhalten. Diese Lebensmittel enthalten den Funken des Lebens, der auf denjenigen übertragen wird, der sie im naturbelassenen Zustand verzehrt. Biogene Nahrung enthält alle Nähr- und Vitalstoffe, die für ein langes, gesundes Leben erforderlich sind. Das Keimen bewirkt eine weitere Vermehrung zahlreicher in Nüssen, Samen und Getreide vorkommender Vitalstoffe und erleichtert den Verdauungsvorgang. Durch das Einweichen und Keimen von Samen und Nüssen werden die in diesen Lebensmitteln vorkommenden Enzyminhibitoren neutralisiert. Somit können die Verdauungsenzyme Eiweiße, Fette und Kohlenhydrate in freie Aminosäuren, freie Fettsäuren und kurzkettige Kohlenhydrate vorverdauen. Das Kochen neutralisiert diese Enzyminhibitoren zwar auch, zerstört jedoch gleichzeitig Vitamine, Mineralstoffe und Enzyme, beeinträchtigt die SOEFs und führt zur Eiweißgerinnung. Viele Getreidesorten enthalten biologisch hochwertiges Eiweiß, essenzielle Fettsäuren sowie zahlreiche Vitamine und Mineralstoffe. Getreide ist besonders reich an Vitamin E, Lezithin, Faserstoffen und dem Vitamin-B-Komplex. Ein wesentlicher Aspekt von Phase III der Ernährungsumstellung ist die Erhöhung des Anteils biogener Lebensmittel in der Ernährung.

Bioaktive Lebensmittel

Bioaktive Nahrung ist ebenfalls naturbelassen und reich an Vitalstoffen. Sie enthält jedoch nicht ganz so viel Lebenskraft wie biogene Nahrung. Bioaktive Lebensmittel sollten einen großen Teil der Ernährung ausmachen. Der Unterschied zwischen biogener und bioaktiver Nahrung ist vergleichbar mit der Vitalität eines im Wachstum befindlichen Kindes und der eines gesunden jungen Erwachsenen. Bioaktive Lebensmittel sind Früchte, Gemüse, ungekeimte Samen, Nüsse, Getreide, Bohnen und Hülsenfrüchte.

Empfehlenswert ist auch der Verzehr von Algen. Sie sind reich an Enzymen, Vitaminen und Mineralstoffen wie Kalzium und Eisen. Viele Algensorten enthalten biologisch hochwertiges Eiweiß, welches laut Paavo Airola vom Körper besser verwertet werden kann als tierisches Eiweiß. Auf 1 Hektar Land lässt sich mit dem Anbau von Blattgemüsen 25-mal mehr Eiweiß produzieren als durch Tierzucht. Gemüse reinigen unseren Körper nicht nur, sondern wirken durch ihren Proteingehalt auch aufbauend.

Früchte sind die lichthaltigsten Geschenke der Natur. Sie speichern das Sonnenlicht und sind reich an den Vitaminen A und C sowie einer Vielzahl von Mineralstoffen. Sie weisen von allen Lebensmitteln den höchsten Borgehalt auf und dienen somit der Vorbeugung von Osteoporose. Früchte enthalten mehr strukturiertes Wasser als alle anderen Nahrungsmittel. Sie speichern die gesundheitsfördernde energetische Strahlung der vier Elemente Luft, Sonne, Erde und Wasser.

Hülsenfrüchte wie Sojabohnen, Erdnüsse und Kidneybohnen sind eiweißreiche, aufbauende Lebensmittel. Am Max-Planck-Institut für Ernährungsforschung durchgeführte Studien haben ergeben, dass etwa 50 Prozent des Eiweißes beim Erhitzen gerinnen. Daher sind Sojaprodukte und Hülsenfrüchte, die vor dem Verzehr gekocht werden müssen, keine so hochwertige Eiweißquelle wie rohe oder gekeimte Nüsse, Samen und Getreide. Seit Jahrtausenden decken Asiaten ihren Eiweißbedarf zum großen Teil durch Sojabohnen. Da Sojabohnen starke Enzyminhibitoren enthalten, sollten sie vor dem Verzehr stets gekeimt oder gekocht werden. Sie haben einen hohen Faserstoffgehalt und enthalten viel Lezithin. Ungekocht sind sie reich an Vitaminen, insbesondere dem Vitamin-B-Komplex.

Vegetarische Nahrung ist in jedem Fall weniger schadstoffbelastet als tierische Kost, auch wenn es sich um konventionell angebaute Produkte handelt. Nach Angaben des Pestizidexperten Lewis Regenstein weisen Fleischprodukte eine 14-mal höhere Pestizidbelastung auf als pflanzliche Produkte. Bei Milchprodukten sind die Schadstoffrückstände 5-mal höher als bei vegetarischer Nahrung. Regenstein verweist auf Studien der amerikanischen Nahrungs- und Arzneimittelbehörde FDA, denen zufolge

Fleisch, Geflügel, Fisch und Milchprodukte wesentlich häufiger und in größerem Ausmaß pestizidbelastet sind als pflanzliche Lebensmittel. Ein Komitee der US-Regierung schätzte im Jahr 1975, dass 95 Prozent der DDT-Aufnahme der amerikanischen Bevölkerung aus tierischer Nahrung stammt. Laut John Robbins gilt der gleiche Prozentsatz auch für andere Pestizide.

Zwei der beliebtesten vegetarischen Kostformen sind die Ernährung nach Airola und die Makrobiotik. Ein Hauptgrund für die positive Wirkung beider Systeme ist das Weglassen gesundheitsschädigender Nahrungsmittel. Auch wenn sie noch Milchprodukte enthält, vermindert eine vegetarische Ernährung das Risiko, an Krebs, Herz-Kreislauf-Krankheiten, Bluthochdruck, Osteoporose und anderen chronisch-degenerativen Leiden zu erkranken. Gleichzeitig verlangsamt fleischlose Kost den Alterungsprozess. Jede Ernährungsweise, die zudem kein Fast Food, raffinierten Zucker, Auszugsmehl, Süßigkeiten und keine stark verarbeiteten oder bestrahlten Nahrungsmittel enthält, führt zu noch größeren gesundheitlichen Vorteilen. Bei richtiger Durchführung wird Ihnen die Umstellung auf vegetarische Ernährung schon bald durch eine Steigerung Ihres allgemeinen Wohlbefindens und Ihrer Leistungsfähigkeit versüßt.

Eine typisch westliche Mahlzeit besteht aus einem Stück Fleisch und einigen pflanzlichen Beilagen. Bei der Umstellung auf vegetarische Kost muss man sich psychologisch umstellen, da es fortan auf dem Teller kein zentrales Nahrungsmittel mehr gibt. Wenn Sie nicht zu viel essen, werden Sie sich nach einer vegetarischen Mahlzeit erheblich leichter fühlen als nach dem Verzehr von Fleischnahrung. An diese Leichtigkeit müssen Sie sich jedoch erst einmal gewöhnen. Sie ist ein Indiz dafür, dass den Verdauungsorganen weniger Arbeit abverlangt wird und dem Körper somit mehr Energie zur Verfügung steht. Die nach einer Fleischmahlzeit häufig einsetzende Schläfrigkeit und geistige Trägheit verschwindet. Auch die durch Fleischverzehr bedingte Überschwemmung des Blutes mit gesättigten Fetten und den aus dem Zersetzungsprozess tierischer Zellen stammenden

Giftstoffen bleibt aus. Reines Blut ist die Grundlage für körperliche und geistige Gesundheit. All diese Vorteile ergeben sich aus der Umstellung auf vegetarische Kost.

Im Gegensatz zu Fleisch hat pflanzliche Nahrung keine betäubende Wirkung auf unsere Emotionen und unsere Empfindsamkeit.

Vegetarische Ernährung fördert die Sensibilität und die Wahrnehmung von Gefühlen und feinstofflichen Energien. Die meisten Menschen können auch wesentlich besser meditieren, wenn sie Fleischnahrung meiden.

Zu Beginn der Ernährungsumstellung sehnen sich viele Menschen nach der Schwere zurück, die sie nach Fleischmahlzeiten stets verspürten. Daher fühlt man sich mitunter zu vegetarischen Gerichten mit viel Käse oder Tofu hingezogen, die ebenfalls ein Gefühl von Schwere erzeugen. Solche Mahlzeiten gibt es häufig in vegetarischen Restaurants. Viele bleiben auf dieser Stufe des Vegetarismus stehen. Diese Gerichte wie vegetarische Lasagne, indische oder chinesische Speisen sollten nur gelegentlich verzehrt werden. In der Umstellungsphase können sie einem jedoch helfen, sich allmählich an den Verzicht auf Fleisch zu gewöhnen.

Weit verbreitet unter Vegetariern ist auch die Angst, ohne Fleisch nicht genug Eiweiß aufzunehmen. Aus diesem Grund werden häufig enorme Mengen an Milchprodukten, Nüssen und Samen verzehrt. Die Angst vor dem Eiweißmangel gepaart mit dem Wunsch, sich nach dem Essen richtig voll zu fühlen, war bei mir selbst stark ausgeprägt, als ich mich vor knapp 30 Jahren auf pflanzliche Nahrung umstellte. Wir wissen heute, dass sich mit vegetarischer Ernährung der Eiweißbedarf problemlos decken lässt. Obgleich ich mich schon nach kurzer Zeit als Vegetarier gesünder und leistungsfähiger fühlte als je zuvor, aß ich zu viel schwer verdauliche Speisen und nahm sogar etwas an Gewicht zu. Als ich dann Milchprodukte wegließ und weniger Nüsse und Samen aß, ging es mir noch besser.

In der III. Phase der Ernährungsumstellung enthalten Sie

sich allmählich aller tierischen Nahrungsmittel. Durch den hohen Faserstoffgehalt pflanzlicher Lebensmittel wird sich Ihre Darmtätigkeit verbessern. Schon nach wenigen Tagen stellt sich wieder eine natürliche Darmperistaltik ein. Auch ohne Abführmittel kommt es zu regelmäßigen Ausscheidungen. Auf zusätzliche Faserstoffprodukte wie Weizenkleie sollten Sie fortan verzichten, da diese zu Blähungen und Verdauungsstörungen führen können.

Die Bedeutung der Faserstoffe

Faserstoffe sind für den Menschen unverdaulich. Die wichtigsten Faserstoffarten sind Zellulose und Pektin. Die für die Aufspaltung dieser Substanzen notwendigen Enzyme werden von unseren Verdauungsorganen nicht produziert. Je älter eine Pflanze ist, umso mehr Faserstoffe enthält sie. Faserstoffe kommen vorwiegend in Pflanzenschalen und -stängeln sowie in Getreidespelzen vor. Zellulose ermöglicht einen wohlgeformten Stuhl und bindet krebserregende und radioaktive Substanzen. Übermäßige Zellulosemengen können jedoch den Darm reizen und zu starken Blähungen führen. Pektin, ein anderer Faserstoff, kommt hauptsächlich in Früchten vor, bindet Gallensalze und scheidet sie mit dem Stuhl aus. Gallensalze können von der Leber in Cholesterin umgewandelt werden. Je mehr Gallensalze ausgeschieden werden, umso weniger stehen sie für die Cholesterinproduktion zur Verfügung. Des Weiteren können übermäßige Faserstoffmengen Mineralstoffe binden und somit ihre Resorption durch die Darmwand verhindern. Um den faserstoffbedingten Mineralienverlust zu minimieren, sollten Sie nur jene Teile von Früchten und Gemüsen essen, die sich auch wirklich zum Verzehr eignen. An das Entfernen der Stängel und der Schalen mancher Lebensmittel musste ich mich erst einmal gewöhnen, da ich lange Zeit dachte, man solle so viel wie möglich von der Pflanze essen. Nachdem ich jedoch begann, überflüssige Pflanzenteile zu entfernen, merkte ich, wie meine Verdauung davon profitierte. Menschen mit Darmerkrankungen sollten Früchte und Gemüse zunächst nur als Saft genießen, da der hohe Faserstoffgehalt sonst die Darmwand reizen könnte.

Phytate und Oxalate

Viel Verwirrung herrscht über die in pflanzlicher Kost vorkommenden Phytate und Oxalate. Einst bestand in wissenschaftlichen Kreisen die Auffassung, der Phytinsäuregehalt mancher Getreidesorten könne die Kalziumresorption stören. Spätere Studien zeigten, dass in der Brotherstellung das Enzym Phytase aktiviert und dadurch das an Phytinsäure gebundene Kalzium freigesetzt wird. Neueren Studien zufolge kann unser Körper selbst Phytase herstellen. Die Autoren Bitar und Reinhold schreiben in *Biochemica et Biophysica Acta,* dass die in unserem Darm produzierte Phytase das an Phytin gebundene Kalzium freisetzt und somit die Kalziumresorption ermöglicht.

Weiterhin wird gelegentlich vor der schädlichen Wirkung der Oxalate gewarnt. Oxalsäure kommt in zahlreichen Nahrungsmitteln wie Spinat, koffeinhaltigen Produkten, Sesamsamen, Cola, Nüssen, Zitrusfrüchten, Tomaten, Spargel, Roter Bete, Löwenzahn, Preiselbeeren sowie in Vitamin-C-Präparaten vor. Einige Wissenschaftler meinen, die Oxalsäure könne sich mit Kalzium zu Oxalaten verbinden und dadurch die Kalziumresorption verhindern.

Um dieser Hypothese nachzugehen, habe ich die Oxalatsedimente im Urin mehrerer Hundert Patienten untersucht. Ich bin zu dem Ergebnis gekommen, dass naturbelassene Lebensmittel zu keinem Überschuss an Oxalaten im Organismus führen, solange der Fettstoffwechsel und die Verdauung gut funktionieren. Ein gestörter Fettstoffwechsel wird mit der Bildung von Oxalatkristallen in Verbindung gebracht. Dr. Loomis berichtete mir, dass häufiger Schokoladengenuss und eine Aufnahme von mehr als 500 Milligramm Vitamin C zu einer Oxalatspeicherung und daraus resultierenden Oxalatsedimenten im Urin führt. Einigen Studien zufolge können auch pflanzliche Produkte wie Spinat zu einer Verbindung von Oxalat und Kalzium führen, welche die Kalziumresorption stört. Davidson schreibt in *Human Nutrition and Dietetics,* dass die chelatbildende Wirkung der Oxalsäure auf Kalzium und andere Mineralstoffe vernachlässigbar gering sei. Laut Dr. Ballentine lässt sich die chelatbildende Wirkung der in Spinat enthaltenen Oxalsäure durch den gleichzeitigen Verzehr von Reis neutralisieren. Der Organismus kann dann in vollem Umfang von dem hohen Kalziumgehalt des Spinats profitieren.

Biologische Oxalsäure, wie sie in der Natur vorkommt, kann sogar gesundheitsfördernd wirken. Das Kochen führt jedoch nach Angaben des bekannten Arztes Dr. Norman Walker dazu, dass die Oxalsäure zu einer toten und gesundheitsschädigenden Substanz wird. Laut Dr. Walker bewirkt das Kochen irreversible Verbindungen zwischen Oxalsäure und Kalzium, die das Kalzium unresorbierbar machen. Ein Überschuss an erhitzter Oxalsäure in der Nahrung begünstigt zudem die Bildung von Oxalsäurekristallen in den Nieren. Walker meint, die Störung der Kalziumresorption und die Bildung von Oxalsäuresteinen sei beim Verzehr von biologischer, naturbelassener Oxalsäure auszuschließen, da diese problemlos verstoffwechselt werden könne. Seiner Meinung nach ist unerhitzte Oxalsäure ein essenzieller Mineralstoff für den Körper, da sie an der Regulierung von Tonus und Peristaltik des Darms beteiligt ist.

Organisches Kalzium

Nach der Umstellung auf vegetarische Kost ist es wichtig, viel organisches, natürliches Kalzium aufzunehmen. Besonders empfehlenswert sind Grünkohl, Brokkoli, Mandeln, Kelp und

Kohl. Blattgemüse haben mitunter sogar einen höheren Kalziumgehalt als Milch. Ebenfalls sehr kalziumreich sind Sonnenblumenkerne und Tofu. Kelp enthält zwar viel Kalzium, sollte jedoch aufgrund des hohen Jod- und Meersalzgehalts nur gelegentlich verzehrt werden. Durch den Verzehr von Blattgemüsen, Samen, Nüssen und Tofu lässt sich der Kalziumbedarf mühelos mit vegetarischer Kost decken. Vegetarier haben meist eine ausgezeichnete Kalziumbilanz, da Früchte und Gemüse viel Bor enthalten. Bor ist ein Spurenelement, welches Kalziumverlusten über den Urin vorbeugt. In meinem Buch *Harmonie und Gesundheit mit vegetarischer Ernährung* habe ich aufgezeigt, dass Vegetarier erheblicher seltener an Osteoporose leiden als die Fleisch essende Bevölkerung.

Ein wichtiger Faktor bei der Kalziumresorption ist das Verhältnis zwischen Kalzium und Phosphor in der Nahrung. Ein zu hoher Phosphorgehalt führt zu niedrigen Kalziumwerten

Das Verhältnis zwischen Kalzium und Phosphor

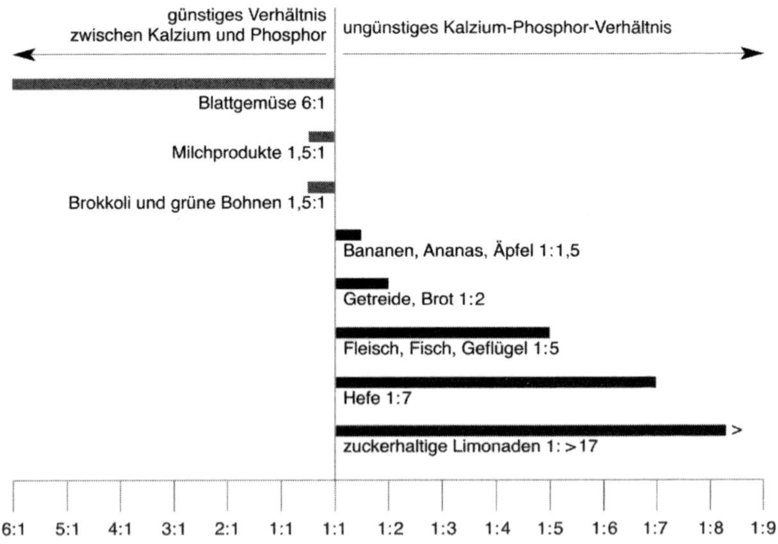

im Blut und begünstigt Kalziumverluste der Knochen. Störungen der Kalziumbilanz sind bei fleischreicher Ernährung unausweichlich, da Fleisch viel Phosphor enthält. Das günstigste Verhältnis zwischen Kalzium und Phosphor haben Blattgemüse. Sie enthalten 2- bis 6-mal mehr Kalzium als Phosphor. Milchprodukte enthalten ebenso wie Brokkoli und grüne Bohnen 1,5-mal so viel Kalzium wie Phosphor. Äpfel, Bananen und Ananas enthalten demgegenüber etwas mehr Phosphor als Kalzium. Getreide und Bohnen enthalten 2- bis 5-mal so viel Phosphor wie Kalzium. Das ungünstigste Kalzium-Phosphor-Verhältnis haben Fleisch, Geflügel und Fisch. In diesen Nahrungsmitteln ist der Phosphorgehalt bis zu 15-mal höher als der Kalziumgehalt. Auch bei zuckerhaltigen Getränken wie Cola überwiegt der Phosphorgehalt. Diese Produkte fördern die Entstehung von Osteoporose.

Das Spurenelement Zink

Die vegetarische Ernährung ist reich an Mineralstoffen. Eine aus vollwertigen, naturbelassenen Lebensmitteln bestehende pflanzliche Kost enthält mehr als doppelt so viel Mangan wie die fleischorientierte Ernährung. Insbesondere vegetarische Lebensmittel wie Blattgemüse und Kelp sowie Thymian, Ingwer und Gewürznelken erhöhen den Mineraliengehalt der Kost. Eine Ausnahme gibt es jedoch: Zink. Im Gegensatz zu allen anderen Mineralien und Spurenelementen enthält pflanzliche Kost eher geringe Zinkmengen. In meiner Praxis habe ich sowohl bei Vegetariern wie auch bei Fleisch essenden Patienten häufig niedrige Zinkwerte festgestellt. Einer im *Journal of the American Dietetic Association* veröffentlichten Studie zufolge haben Vegetarier eher niedrige Zinkwerte im Blut. Da in der Studie von Freeland und Graves lediglich 79 Personen untersucht wurden, darf man daraus keine voreiligen Schlüsse ziehen. Leider gibt es noch keine zuverlässigeren Studien.

In meinem Buch *Harmonie und Gesundheit mit vegetarischer Ernährung habe* ich in der Diskussion über Vitamin B_{12} dargelegt, dass niedrige Werte keineswegs einem Mangel gleichzusetzen sind. Gleiches gilt für das Spurenelement Zink. Eine getreidereiche Ernährung, die viel Zink enthält, kann zu niedrigen Zinkwerten im Blut führen, da sich das im Getreide enthaltene Phytin mit dem Zink verbindet und somit die Resorption behindern kann. Um diese Verbindung aufzulösen, bedarf es des Enzyms Phytase, welches jedoch wiederum auf Zink angewiesen ist. Wenn Sie also bereits vor der Umstellung auf vegetarische Ernährung einen niedrigen Zinkspiegel haben, wird es Ihnen womöglich an jenem Enzym mangeln. Nur Phytase vermag die Zink-Phytin-Bindungen aufzulösen und ermöglicht dadurch eine adäquate Zinkaufnahme. Vor der Ernährungsumstellung empfiehlt es sich daher, die Zinkwerte im Blut überprüfen zu lassen. Außerdem sollten Sie vermehrt zinkreiche Lebensmittel wie Hefeflocken, Weizenkeime und Kürbiskerne essen. Nahrungsmittel, die viel Zink und kein Phythin enthalten, sind Milchprodukte, Tofu, Bohnen, Samen und Nüsse. Das Einweichen und Keimen von Getreide neutralisiert die Phytinsäure und ermöglicht die Zinkresorption. Zinkmangel kann bei Schwangeren und stillenden Müttern, Kindern, jungen Erwachsenen sowie bei Menschen auftreten, die starkem körperlichem oder psychischem Stress ausgesetzt sind, sich in der Wundheilungsphase befinden oder ein geschwächtes Immunsystem haben. Junge Männer sind stärker gefährdet als Frauen, da ihre Fortpflanzungsorgane höhere Zinkmengen benötigen. In Phasen des erhöhten Zinkbedarfs empfiehlt sich der Verzehr von Kürbiskernen.

Die Risiken von Milchprodukten

Bei der Umstellung auf vegetarische Ernährung stellt sich die Frage, ob auch Milchprodukte gemieden werden sollten. Die meisten Völker der Erde, die sich fleischlos ernähren, essen

Milchprodukte. In manchen Kulturen wie in Indien dienen Milchprodukte als ausgleichendes und abrundendes Element der sonst eher scharfen, feurigen Speisen. Früher wurden die Kühe in Indien stets mit Liebe und Respekt behandelt. Milch galt als sattvische, reine Nahrung. In den westlichen Industrienationen herrschen heutzutage jedoch andere Verhältnisse. Kühe werden als Ware betrachtet, als Konsumgüter, die ausschließlich der Milch- und Fleischproduktion dienen. In der Massentierhaltung ist alles auf die Gewinnmaximierung ausgerichtet. Die Tiere sind unschuldige Opfer unserer Gier nach Fleisch und Geld. Sie werden gnadenlos ausgebeutet. Das Opferbewusstsein dieser armen Kreaturen nehmen wir in uns auf, wenn wir ihre Produkte verzehren. Durch die Schadstoffrückstände des Futters enthalten Milchprodukte hohe Konzentrationen an Pestiziden, Herbiziden, radioaktiven Partikeln wie Jod-131, Strontium-90, Cäsium-134 und -137, Antibiotika sowie antibiotikaresistenten Mikroben. Zudem kommen wir durch Milchgenuss mit vom Tier übertragenen Krankheitserregern in Kontakt. Selbst die Pasteurisierung vermag die in Milchprodukten vorkommenden Bakterien und Viren nicht in vollem Umfang abzutöten. Aus diesem Grund gelten 100 000 Bakterien pro Teelöffel bzw. 20 000 Bakterien pro Milliliter Milch als zulässig. In den USA wurden im Januar 1974 bei jeder sechsten Milchprobe mehr als 130 000 Bakterien pro Milliliter und damit mehr als das 6-Fache des zulässigen Grenzwerts festgestellt.

Bedauerlicherweise zerstört die Pasteurisierung auch die in der Milch enthaltenen Enzyme. Eines dieser Enzyme ist die Phosphatase, die für die Resorption von Mineralien und insbesondere von Kalzium wichtig ist. Laut Dr. Morter verändert die Erhitzung der Milch jene chemischen Bindungen, die die Mineralstoffe zusammenhalten. Dadurch wird es dem Organismus unmöglich, das in der Milch vorkommende Kalzium in größeren Mengen aufzunehmen. Die Nachteile der Pasteurisierung werden aus ernährungsphysiologischer Sicht von Dr. Bieler in seinem Buch *Food Is Your Best Medicine* beschrieben. Er verweist auf eine Studie in Edinburgh, bei der ein Kalb mit pasteurisierter Milch gefüttert wurde, während sein Zwilling Muttermilch erhielt. Das mit Muttermilch genährte Kalb entwickelte sich normal. Das mit pasteurisierter Milch gefütterte Zwillingskalb lebte nur 60 Tage. Das gleiche Experiment wurde mehrfach wiederholt und erbrachte stets die gleichen Ergebnisse. Dr. Bieler schließt daraus, dass Milch roh und frisch sein muss, um gesundheitsfördernd zu wirken. Er verordnet seinen Patienten seit 50 Jahren Rohmilch, und noch nie kam es dabei zu einer Infektionskrankheit. Es stellt sich daher die Frage nach dem Sinn der Pasteurisierung. Der Einfluss der Milch auf den Säure-Basen-Haushalt wird durch das Pasteurisieren verändert. Rohmilch wirkt leicht basenbildend auf den Organismus. Dr. Crowfoot konnte dies durch die pH-Wert-Bestimmung des Urins nachweisen. Nach der Pasteurisierung wirkt Milch säurebildend. Wenn die bereits pasteurisierte Milch zusätzlich noch gekocht wird, verstärkt sich die säurebildende Wirkung nochmals.

Neuerdings wird den Milchkühen vermehrt Eiweiß gefüttert, um die Milchproduktion zu steigern. Dabei erhöht sich der Eiweißgehalt der Milch. In vielen Fällen wirkt Rohmilch mittlerweile sogar säurebildend auf den Organismus.

Muttermilch ist zweifellos die beste Ernährung für den Säugling. Doch der Verzehr von Kuhmilch im Kindes- und Erwachsenenalter bringt einige Probleme mit sich. Im Alter zwischen 18 Monaten und 4 Jahren verlieren wir die Fähigkeit, das Enzym Laktase herzustellen, welches für die Verdauung des Milchzuckers Laktose erforderlich ist. Die meisten Erwachsenen produzieren nur fünf bis zehn Prozent der Laktasemengen, die ein Säugling aufweist. Bei Laktasemangel bietet der unverdaute Milchzucker den Darmbakterien einen optimalen Nährboden. Je nach Ausmaß der Milchzuckerunverträglichkeit und der Häufigkeit des Milchproduktverzehrs entstehen bei laktoseintoleranten Menschen Blähungen, Leibschmerzen, Völlegefühl und Durchfall. Insbesondere Farbige und Japaner leiden häufig unter Laktoseintoleranz. Im Gegensatz zu weißen Europäern, die seit etlichen Jahrtausenden Milchprodukte verzehren, konnten sich Menschen afrikanischer oder asiatischer Herkunft an diese entwicklungsgeschichtlich relativ neue Nahrung noch nicht genetisch adaptieren. Im Joghurt wird der Milchzucker durch gesunde Milchsäurebakterien aufgespalten. Joghurt ist daher von allen Milchprodukten am leichtesten verdaulich.

Selbst bei ausreichender Laktaseproduktion führt der Milchgenuss stets zu einer vermehrten Schleimbildung. Dies trifft besonders auf Erwachsene ab 25 Jahren zu. Mit Ausnahme von Ziegenmilch werden Milchprodukte im Ayurveda dem Kapha-Dosha zugeordnet. Kapha-Lebensmittel begünstigen die Gewichtszunahme und erhöhen die Schleimsekretion. Kuhmilch enthält gegenüber menschlicher Muttermilch 3-mal mehr Kasein. Dies ist ein Nebenprodukt der Milch, welches bei der Herstellung von Klebstoffen verwendet wird. Häufig wehrt sich der Körper gegen die durch Milchgenuss verursachte starke Schleimbildung, indem er Erkältungssymptome entwickelt. Durch Schnupfen und Fieber bemüht sich der Organismus, übermäßige Schleimmengen auszuscheiden.

Des Weiteren sind viele Menschen allergisch gegen Milchprodukte. In meiner ärztlichen Praxis beobachte ich immer wieder erstaunt, wie viele Kinder von ihren chronischen Erkältungen, Hals- und Ohrenentzündungen befreit werden, wenn sie den Verzehr von Milchprodukten einstellen. Selbst wenn keine Allergie vorliegt, begünstigt der Milchgenuss das Auftreten von Erkältungen und viralen Infekten.

Aus ökologischer Sicht ist der Milchproduktkonsum an der Zerstörung des tropischen Regenwaldes und dem Verlust an fruchtbarem Boden durch die Viehzucht in erheblichem Ausmaß beteiligt. Von den Bakterien, die sich im Verdauungstrakt der Kühe befinden, werden enorme Mengen Methan produziert. Dieses klimaschädliche Gas wird von den Kühen in die Atemluft abgegeben und ist mitverantwortlich für den

Treibhauseffekt. Allein in den USA gibt es 2 Milliarden Rinder, die pro Jahr 16 Millionen Tonnen Methan produzieren. Bei den Ursachen des Treibhauseffektes steht die Rinderzucht damit an dritter Stelle.

Der hohe Fettgehalt pasteurisierter Milchprodukte begünstigt die Ablagerungen in den Arterien. In der Yogatradition wird gelehrt, dass übermäßiger Milchgenuss die als „Nadis" bezeichneten Kanäle verstopft, durch die die feinstoffliche Lebensenergie fließt.

Sind Milchprodukte gänzlich abzulehnen? Wenn Sie weder unter Laktoseintoleranz oder einer Milchallergie noch unter übermäßiger Schleimbildung nach dem Milchgenuss leiden und Ihnen die in Milchprodukten enthaltenen beträchtlichen Konzentrationen an Schadstoffen, Bakterien und radioaktiven Substanzen keine Sorgen bereiten, können Sie durchaus Milchprodukte essen. Beschränken Sie sich jedoch auf geringe Mengen. Bedenken Sie dabei die Ausbeutung der Tiere, die mit jedem Schluck Milch erfolgende Übertragung des Opferbewusstseins, die von der Tierzucht ausgehende Umweltzerstörung, die Verstopfung der Arterien und feinstofflichen Energiebahnen, die mögliche Gewichtszunahme sowie die von Milchprodukten ausgehende stark säurebildende Wirkung. Bei manchen Menschen kann der mäßige Verzehr von Milchprodukten sinnvoll sein. Dennoch sollten Milchprodukte immer nur einen geringen Anteil der Ernährung ausmachen.

Die Ernährung nach Dr. Airola

Dr. Paavo Airola war einer der bedeutendsten Ernährungsforscher der letzten Jahrzehnte. Die von ihm empfohlene Ernährung enthält auch geringe Mengen an Rohmilch – vorausgesetzt, dass keine Unverträglichkeit besteht. In seinen Empfehlungen orientierte sich Dr. Airola an den Essgewohnheiten gesunder und langlebiger Völker. Die Ernährung nach

Airola besteht zu einem großen Teil aus Samen, Nüssen und Getreide. Danach folgen Gemüse und an dritter Stelle Früchte. Falls erwünscht, kann man diese Lebensmittel durch geringe Mengen an rohen Milchprodukten von gesunden Kühen oder Ziegen ergänzen. Joghurt ist laut Airola das gesündeste Milchprodukt. Seiner Meinung nach sollten nur rohe Milchprodukte in mäßigen Mengen verzehrt werden. Vom Verzehr pasteurisierter Milchprodukte rät Dr. Airola ab. Vielen seiner Patienten empfahl er, als Erstes Milchprodukte vom Speisezettel zu streichen. Er wies darauf hin, dass man vor dem Milchgenuss genau prüfen solle, ob man sie verträgt. In meinen eigenen Empfehlungen haben Milchprodukte nur in der Übergangsphase Platz. Laut Airola sollten im Sommer mindestens 80 Prozent und im Winter etwa 60 Prozent Rohkost gegessen werden. Insbesondere empfiehlt er, Nüsse und Samen stets roh und in gekeimter Form zu essen. Airola betonte die Bedeutung qualitativ hochwertiger pflanzlicher Öle, die essenzielle Fettsäuren, Lezithin sowie die Vitamine E und F enthalten. Zur Deckung des Bedarfs an Mineralien und Spurenelementen empfahl er Kelp wegen des hohen Jodgehalts. Die von Dr. Airola empfohlene Ernährung kann allen drei Doshas angepasst werden.

Die makrobiotische Ernährung

Die makrobiotische Ernährung ist eine weltweit bekannte vegetarische Kostform. Das Wort Makrobiotik stammt von dem deutschen Arzt Christoph Wilhelm Hufeland, der vor 200 Jahren erforschte, wie sich die menschliche Lebenszeit verlängern lässt. Hufelands Erkenntnisse haben jedoch nichts mit der in diesem Jahrhundert entstandenen makrobiotischen Lebensweise nach George Ohsawa zu tun. Ohsawas engster Schüler war Michio Kushi, dem die makrobiotische Ernährung ihre Popularität in der westlichen Welt verdankt. Kushi begann in den 1960er Jahren, die Makrobiotik außerhalb Japans zu verbreiten. Seit einigen Jahren gibt es Makrobiotik-Lehrer, die die ursprüngliche Lehre nach Ohsawa etwas modifiziert haben.

In der makrobiotischen Ernährung wird 1- bis 3-mal pro Woche Fisch verzehrt. Ich selbst empfehle Makrobiotik als vorübergehende Kost, rate jedoch vom Fischverzehr ab.

Die von Michio Kushi empfohlene makrobiotische Ernährung besteht hauptsächlich aus gekochter Nahrung. Laut Kushi sollte jede Mahlzeit mindestens zu 50 Prozent aus gekochtem Getreide bestehen. Die Mahlzeiten sollten seinen Empfehlungen zufolge aus 20 bis 30 Prozent Gemüse bestehen, welches zu zwei Drittel gekocht wird. Gekochte Bohnen und Algen machen 5 bis 10 Prozent der Ernährung aus. Der gleiche Anteil entfällt auf mit Miso oder Tamari zubereitete Suppen aus Algen, Getreide oder Bohnen. Früchte werden nur in gekochtem Zustand verzehrt. In der makrobiotischen Ernährung kommen keine Milchprodukte vor.

Die von der ursprünglichen Makrobiotik nach Ohsawa und Kushi abgewandelte vegetarische Variante der makrobiotischen Ernährung besteht aus biologisch angebauten Lebensmitteln, enthält wenig Eiweiß und dafür umso mehr kohlenhydratreiche Produkte. Fleisch- und Milchprodukte kommen darin nicht vor. Der Verzehr von Meeresalgen ist aufgrund ihres hohen Mineralstoff- und Jodgehalts sehr empfehlenswert. Sie schützen zudem bei radioaktiven Belastungen. Die wöchentliche Ration an Meeresalgen sollte etwa 50 bis 80 Gramm betragen.

In der Makrobiotik wird gelehrt, dass die Ernährungsweise ein elementarer Bestandteil unserer Lebensführung ist. Wie und was wir essen, ist Ausdruck unseres Bewusstseinszustands. Durch unsere Essgewohnheiten können wir die Harmonie in unserem Leben beeinflussen. Im Laufe ihrer Entwicklung berücksichtigte die makrobiotische Ernährung immer stärker die individuellen Bedürfnisse und unterschiedlichen Konstitutionen der Menschen. Durch ihren hohen Bekanntheitsgrad konnte die makrobiotische Ernährung vielen Menschen helfen, sich von krankmachenden Essgewohnheiten zu lösen. Für die

Übergangsphase ist die vegetarische Version der Makrobiotik daher sehr geeignet.

Die positive Wirkung der makrobiotischen Ernährung beruht hauptsächlich auf dem Weglassen gesundheitsschädigender Produkte. Durch das Meiden von Fleisch, Milchprodukten, Fast Food und Süßigkeiten verbessert die Makrobiotik den Gesundheitszustand enorm. Die Selbstheilungskräfte des Körpers werden gefördert, und wir nehmen deutlich weniger Pestizid- und Herbizidrückstände auf. Jede Verringerung der Giftaufnahme ist ein wahrer Segen für unseren Organismus.

Die vegetarische Variante

In der Makrobiotik wird empfohlen, zu gleichen Teilen yin- und yangfördernde Nahrungsmittel zu essen. Die Ernährungsrichtlinien sind komplex, und es bedarf einiger Anleitung, um das makrobiotische Kochen mit seinen ausgleichenden Maßnahmen zu erlernen. In meinem System des bewussten Essens kommt es bei allen Aspekten der Lebensführung zu einem Ausgleich der Yin-Yang-Energien. Die Yin-Yang-Qualitäten der Lebensmittel spielen daher eine untergeordnete Rolle. Die von mir empfohlene Ernährung besteht vorwiegend aus Rohkost und enthält nur geringe Mengen an yangförderndem Getreide. Bewusstes Essen ist eine kraftvolle Unterstützung unseres spirituellen Lebens. Das Yin einer Rohkosternährung lässt sich durch yangfördernde Aspekte der Lebensführung ausgleichen. Im Westen besteht die Tendenz, die Makrobiotik als eine bestimmte Ernährungsweise zu sehen. Ursprünglich handelt es sich jedoch um eine ganzheitliche Lebensweise, die weit über die Ernährung hinausgeht. Je harmonischer die Lebensführung, umso leichter ist es, auch bei einer yinfördernden Kostform die innere Ausgeglichenheit zu wahren. In meinem Patienten- und Freundeskreis stelle ich immer wieder fest, dass eine yindominierte Rohkost die spirituelle Entwicklung unterstützt. Die Bewusstseinsentfaltung ermöglicht die Erhöhung des Yin in der Ernährung, ohne dass daraus eine Unausgeglichenheit resultiert. Möglicherweise ist das innere Feuer des Göttlichen das Yang, welches eine yindominierte Ernährung auszugleichen vermag.

Mit vielen Empfehlungen der makrobiotischen Ernährung stimme ich überein. Dennoch lassen sich mit dieser Kostform nicht die gleichen gesundheitlichen Vorteile erzielen wie mit einer ausgewogenen Rohkost. Die strahlende Energie eines Rohköstlers ist immer wieder beeindruckend.

Die Makrobiotik weist einen entscheidenden Unterschied zu jenen vegetarischen Kostformen auf, die in den letzten Jahrzehnten von Ernährungsforschern wie Paavo Airola, Ann Wigmore, Norman Walker, Viktoras Kulvinskas, Max Bircher-Benner, Max Gerson, Herbert Shelton, Edmond Bordeaux-Szekely, Paul und Patricia Bragg empfohlen wurden. All diese Ernährungsexperten haben sich über viele Jahrzehnte von den Vorzügen der Rohkosternährung überzeugt. Mit einer etwa 80-prozentigen Rohkosternährung ließen sich bei etlichen Hunderttausend Patienten selbst schwere degenerative Krankheiten wie Arthritis, Herz-Kreislauf-Leiden und Krebs heilen.

In der Makrobiotik wird der Tatsache keine Beachtung geschenkt, dass beim Kochen die in den Lebensmitteln enthaltenen Enzyme sowie andere wichtige Vitalstoffe zerstört werden. Insbesondere das in der Makrobiotik empfohlene Rösten von Nüssen und Samen sowie das Kochen sämtlicher Früchte halte ich für unsinnig. Die durch das Kochen bedingten Strukturveränderungen der Nahrung führen zu einem 50-prozentigen Verlust an verwertbarem Eiweiß. Des Weiteren gehen 70 bis 80 Prozent der Vitamine und Mineralstoffe verloren, darunter nahezu das gesamte Vitamin B_{12}. Der hohe Getreideanteil der makrobiotischen Ernährung begünstigt die körperliche Übersäuerung, die ihrerseits viele Stoffwechselprozesse beeinträchtigt. Gekochtes Getreide fördert eine übermäßige Schleimbildung und verbraucht die in der Verdauung benötigten, Lebenskraft spendenden Enzyme.

Viele Prinzipien der Makrobiotik beruhen auf jahrtausendealten Weisheiten der japanischen und chinesischen Traditionen. Die gegenwärtige, insbesondere in westlichen Ländern vorwiegend auf die Ernährung beschränkte makrobiotische Lehre entstand jedoch erst vor wenigen Jahrzehnten. Es gibt Studien, denen zufolge die makrobiotische Ernährung sich bei vielen Krebserkrankungen als hilfreich erwiesen hat. Jedoch existieren keine langfristigen, wissenschaftlich einwandfreien Forschungsarbeiten, welche den gesundheitlichen Wert der Makrobiotik belegen. Im Gegensatz dazu ist die gesundheitsverbessernde und heilende Wirkung von Ernährungsformen mit hohem Rohkostanteil durch eine Vielzahl von Studien dokumentiert. Des Weiteren halte ich die häufige Verwendung von Meersalz in der makrobiotischen Ernährung für bedenklich. Es ist schwer zu verstoffwechseln und kann zu Bluthochdruck führen. Aus ayurvedischer Sicht ist der hohe Salz-, Getreide- und Reisanteil in der Makrobiotik insbesondere für den Vata-Typ geeignet. Kaphas hingegen können durch eine derartige Ernährung besonders leicht aus dem Gleichgewicht geraten. Deshalb halte ich die makrobiotische Ernährung höchstens in der Phase der Umstellung auf vegetarische Kost für sinnvoll. Durch die Makrobiotik haben viele Menschen zum Vegetarismus gefunden. Auch um die Verbreitung biologisch angebauter Lebensmittel hat sich die makrobiotische Bewegung verdient gemacht. Ebenso wie die Ernährung nach Airola unterstützt die vegetarische Variante der Makrobiotik das spirituelle Leben.

Fermentierte Rohkost

Fermentierte Lebensmittel wie Sauerkraut und milchsaures Gemüse haben ihren festen Platz in der Rohkosternährung. Insbesondere im Winter stehen sie aufgrund ihrer langen Haltbarkeit stets zur Verfügung. Dr. James Lind führte im 18. Jahrhundert die ersten Studien über den gesundheitlichen Wert des Sauerkrauts durch. Lind erkannte, dass der Verzehr von Sauerkraut bei niederländischen Seeleuten dem Skorbut vorbeugte. Der berühmte russische Forscher Elie Metschnikoff sah in dem hohen Milchsäuregehalt der Ernährung seiner besonders langlebigen Landsleute einen Grund für ihren auch im hohen Alter noch hervorragenden Gesundheitszustand. Rohe fermentierte Gemüse werden in China seit Jahrtausenden verzehrt. Auch die Römer und die Soldaten Dschingis Khans aßen milchsauer vergorene Gemüse.

Rohe fermentierte Gemüse enthalten die Milchsäurebakterien *Lactobacillus plantarum* und *Lactobacillus brevis*. Diese Bakterien verwandeln unter enzymatischem Einfluss den in Gemüsen enthaltenen Zucker in Milchsäure. Ein saures Milieu im Dickdarm ist für das Wachstum einer gesunden Bakterienflora ideal. Insbesondere für Menschen, die eher zu Alkalosen tendieren, ist der Verzehr leicht säurebildender fermentierter Gemüse geeignet.

Ein gesundes Darmmilieu verhindert zudem die krankhafte Ausbreitung von Candida albicans. Evan Richards berichtet über große Erfolge in der Behandlung von Candida, die mit dem *Verzehr* fermentierter Gemüse erzielt wurden. Patricia Bragg, die Tochter des berühmten Gesundheitspioniers Paul Bragg, sagte diesbezüglich:

> *„Unsere Studien zeigen, dass rohes Sauerkraut zur Therapie von Candida, Verdauungsstörungen und Magengeschwüren hervorragend geeignet ist. Zudem verzögert der Sauerkrautverzehr den Alterungsprozess und begünstigt ein langes Leben in blühender Gesundheit."*

Diese Aussagen beziehen sich jedoch ausschließlich auf rohes Sauerkraut und nicht auf gekochte oder pasteurisierte Dosenprodukte.

Einer der bekanntesten Mediziner, in dessen Behandlungsstrategien der Verzehr fermentierter Gemüse eine wichtige Rolle spielte, war Dr. Johannes Kühl. Insbesondere seinen Krebspatienten empfahl er milchsauer vergorene Gemüse. Seiner Meinung nach dient die in diesen Lebensmitteln bakteriell produzierte Milchsäure zur Verhütung von chronischen Krankheiten und Krebs. Die von pathogenen Bakterien des Dickdarms produzierten Endotoxine beeinträchtigen die Leistungsfähigkeit des Immunsystems. Fermentierte Gemüse verhindern die Vermehrung krankheitserregender Pilze und Bakterien im Darm. Sie begünstigen ein harmonisches Darmmilieu, das der Gesundheit des gesamten Organismus zugutekommt. Die am häufigsten in milchsauer vergorenem Zustand erhältlichen Gemüse sind Kohl, Karotten und Rote Bete. Diese Lebensmittel sind besonders reich an den Vitaminen A und E. Sauerkraut enthält zusätzlich viel Vitamin C. Die *National Cancer Society* der USA empfiehlt Sauerkraut als wichtigen Bestandteil einer krebsvorbeugenden Ernährung.

Die in fermentierten Lebensmitteln vorkommenden Milchsäurebakterien verfügen über einen beachtlichen Enzymgehalt. Der Verzehr dieser Produkte füllt unseren körpereigenen Enzymspeicher, der die Voraussetzung für einen guten Gesundheitszustand schafft. Die in milchsauer vergorenem Gemüse enthaltenen Enzyme bewirken eine Umwandlung der Kohlenhydrate in Milchsäure. Sie erleichtern die Verdauung und ersparen der Bauchspeicheldrüse die Sekretion hoher Enzymmengen. Die körpereigenen Enzymreserven werden somit geschont. Durch die Bakterien kommt es beim Fermentationsprozess zu einer Vorverdauung der Gemüse. Milchsauer vergorene Produkte sind daher besonders leicht verdaulich und bekömmlich. Die beste Möglichkeit, sich mit fermentierten Gemüsen zu versorgen, besteht darin, sie selbst herzustellen.

Orientierungshilfen

In der III. Phase der Ernährungsumstellung entwickelt sich allmählich ein Gespür für den eigenen Säure-Basen-Haushalt, die der individuellen Konstitution zuträglichen Lebensmittelkombinationen und die Vorzüge biologisch angebauter Produkte. Sie werden immer stärker Lebensmittel mit verjüngender Wirkung wie gekeimte Samen, Nüsse, Getreide und Hülsenfrüchte bevorzugen. Diese Lebensmittel werden aufgrund der in ihnen enthaltenen hohen Lebensenergie als biogen bezeichnet. Eine gesunde vegetarische Ernährung besteht zu 60 bis 80 Prozent aus biogenen und bioaktiven Lebensmitteln wie frischen Keimlingen, Nüssen, Gemüsen, Früchten und Getreiden und zu 20 bis 40 Prozent aus gekochten Produkten. In der fortgeschrittenen Phase von Stufe III sollte die Ernährung zu 30 Prozent aus biogenen Lebensmitteln und zu 30 bis 40 Prozent aus Früchten bestehen. Der Gemüse- und Getreideanteil beträgt ebenfalls etwa ein Drittel. Im Laufe der Zeit werden Sie sich mehr zu Obst und Gemüse hingezogen fühlen. Dadurch wird der Anteil an Getreide, insbesondere in gekochtem Zustand, allmählich reduziert. Der Prozentsatz an eingeweichten und gekeimten Samen, Nüssen und Getreiden bleibt etwa gleich. Da das System des bewussten Essens den konstitutionell bedingten Bedürfnissen Rechnung trägt, gibt es keine allgemeingültigen Aussagen über die weitere Entwicklung der Essgewohnheiten. Die Umstellung der Ernährung ist stets ein individueller Prozess. Die von mir empfohlenen Prozentwerte dienen lediglich als Richtlinien.

Während des Sommers kommt es meist zu einem erhöhten Obst- und einem geringeren Getreideverzehr. Im Winter steigert sich das Verlangen nach erwärmenden Lebensmitteln wie Samen, Nüssen, Getreiden und Hülsenfrüchten. Vatas profitieren von einem höheren Anteil von Getreide und eingeweichten Samen. Kaphas und Pittas sollten hingegen mehr Früchte und Gemüse essen und ihren Verzehr von fetthaltigen Lebensmitteln wie Samen, Nüssen und Avocados einschränken. Als Ergänzung zur Rohkost kommen gekochte Kartoffeln, Getreideprodukte und Gemüse mit dicker Zelluloseschicht wie Brokkoli oder Blumenkohl infrage. Rohe Lebensmittel machen idealerweise etwa 80 Prozent und gekochte Nahrung 20 Prozent der Ernährung aus.

In der III. Phase der Ernährungsumstellung wird sich Ihr Verlangen nach Milchprodukten allmählich reduzieren. Am Ende der Übergangsphase besteht die Ernährung aus Nüssen, Samen, Getreide, Obst und Gemüse. Milchprodukte können hin und wieder zu besonderen Anlässen in kleinen Mengen genossen werden. Sie sollten sich bei der Ernährung jedoch keinen allzu strengen Regeln unterwerfen. Betrachten Sie meine Empfehlungen als Orientierungshilfen. Wenn Sie sich in etwa an diese Richtlinien halten, werden Sie all Ihre Ernährungsbedürfnisse mühelos decken können. Im Laufe der Jahre wird sich Ihr Körper allmählich entgiften. Die sich stetig verbessernde Gesundheit ermöglicht eine immer bessere Aufnahme der kosmischen Energien. Eine überwiegende Rohkosternährung, die etwa zu einem Drittel aus biogenen Lebensmitteln besteht, fördert die Harmonie in allen Lebensbereichen, einschließlich der spirituellen Entwicklung. Die 80-prozentige Rohkosternährung kann je nach Bedarf modifiziert werden, um aufbauend, reinigend, säure- oder basenbildend, erwärmend oder kühlend zu wirken bzw. Yin oder Yang zu fördern. Mit dieser Ernährungsweise können Sie sich auch stets Ihrem gesellschaftlichen Umfeld anpassen.

- Der Verzehr von Milchprodukten begünstigt den Eisenmangel, da sie die Eisenresorption stören.
- Milchprodukte fördern die körperliche Übersäuerung und die übermäßige Schleimproduktion. Dies gilt insbesondere für pasteurisierte Produkte.
- Symptome einer Milchallergie oder Laktoseintoleranz sind Blähungen, Völlegefühl, Durchfall, Stirnhöhlen- und Nasennebenhöhlenverstopfung, Ohrenschmerzen, chronische Erkältungen, Ringe unter den Augen, Kopfschmerzen sowie psychische Symptome.

6

Phase IV: Die spirituelle Dimension der Ernährung

Durch unsere Ernährungsweise können wir unsere spirituelle Entwicklung unterstützen. Am besten gelingt dies Menschen, die sich bereits seit geraumer Zeit vegetarisch ernähren. Wichtig sind außerdem eine gewisse Stabilität und Harmonie in der Lebensführung. Die das spirituelle Wachstum fördernde Ernährung besteht zu 95 bis 100 Prozent aus Rohkost und enthält 50 Prozent biogene Lebensmittel. Die Ernährung reicht jedoch bei Weitem nicht aus, um den Einfluss des Göttlichen zu erkennen. In diesem Kapitel werden wir sehen, wie wir unser spirituelles Streben durch unsere Kostgewohnheiten unterstützen können. Auch wenn Sie sich für diese Ernährungsweise noch nicht bereit fühlen, werden Sie davon profitieren zu erfahren, wie Sie mithilfe Ihrer Ernährung nicht nur Ihre körperliche Gesundheit, sondern auch Ihre geistige Harmonie fördern können.

Die Verbesserung unserer körperlichen Gesundheit ist der erste große Vorteil, der sich bei der Umstellung auf vegetarische Ernährung ergibt. Doch mit unseren Essgewohnheiten nehmen wir auch Einfluss auf unsere geistige Harmonie. Eine auf spirituelles Wachstum ausgerichtete Kost besteht zu mindestens 95 Prozent aus Rohkost und enthält etwa 50 Prozent biogene Lebensmittel. Der Anteil bioaktiver Produkte beträgt ebenfalls 50 Prozent, während gekochte Nahrung wie Kartoffeln oder gedünstetes Gemüse weniger als 10 Prozent der Ernährung ausmachen. Meinen langjährigen Beobachtungen zufolge gibt es zwischen 95-prozentiger und 100-prozentiger Rohkosternährung keinen Unterschied bezüglich körperlicher und spiritueller Entwicklung. Möglicherweise steigert reine Rohkost die Lebenserwartung um einige Jahre. Entscheidender ist jedoch die Frage, welche Nahrungsmengen verzehrt werden sollten. Übermäßige Zufuhr selbst von biogenen Lebensmitteln kann sich nachteilig auswirken. Demgegenüber ist die Frage, ob 95 oder 100 Prozent Rohkost besser wären, zu vernachlässigen. Sie sollten sich etwas Spielraum lassen, wenn Sie bei gesellschaftlichen Anlässen nicht immer als Außenseiter dastehen möchten. Außerdem kleben Sie durch den gelegentlichen Verzehr gekochter Nahrung nicht an einem Perfektionismus.

Der Unterschied zwischen einer teils aus Rohkost, teils aus Gekochtem bestehenden Ernährung und der in diesem Kapitel vorgestellten Kostform ist ebenso groß wie jener zwischen gelegentlichem Jogging oder Radfahren und dem Hochleistungstraining eines Olympiateilnehmers. Die „olympische" Ernährung ist eine ideale Grundlage für ein ausgeglichenes Leben im Einklang mit den Schöpfungsgesetzen. Sie unterstützt unsere eigene spirituelle Entwicklung und fördert den sich gegenwärtig vollziehenden weltweiten Bewusstseinswandel. Dies soll jedoch nicht heißen, dass Menschen, die sich anders ernähren, nicht gleichermaßen dem Frieden und der Liebe auf Erden dienen können. Es gibt viele wichtige Faktoren, die unser Wirken auf dieser Welt prägen. Zahlreiche spirituell ausgerichtete Menschen, die sich in beispielhafter Weise für eine bessere Welt einsetzen, essen Fleisch. Dennoch glaube ich, dass sich viele von ihnen mit der Zeit auf eine die spirituelle Entwicklung optimal unterstützende vegetarische Ernährung umstellen werden.

Die in diesem Kapitel vorgestellte Ernährung steht im Einklang mit den Schöpfungsgesetzen. Sie berücksichtigt den Einfluss der Ernährung auf die Umwelt, den Weltfrieden, die gerechte Verteilung von Lebensmitteln, gesundheitliche Aspekte sowie die spirituelle Dimension. Sie bildet eine solide Grundlage für ein Leben im Dienste aller Lebewesen.

Eine potenzielle Gefahr der 95- bis 100-prozentigen Rohkosternährung liegt darin, sie als Selbstzweck zu betrachten. Doch keine noch so reine Ernährung ist in sich ausreichend, um uns Glück oder spirituelle Erleuchtung zu bescheren.

Die Ernährung ist nur einer von vielen Faktoren, die über unsere Lebensqualität entscheiden. Ein erfülltes Leben lässt sich nicht erzwingen. Zu Gott gelangen wir nicht durch das blinde Befolgen irgendwelcher Rituale. Es gibt einen Bewusstseinszustand, in dem es kein separates „Ich“ mehr gibt, welches irgendetwas besitzen will. Erst diese innere Freiheit ermöglicht uns, Gott als einen Zustand grenzenloser, immerwährender Freude zu erfahren, in dem es kein Ego mehr gibt. In diesem Bewusstseinszustand entfallen Dualitäten und Unterscheidungen wie „Du“ und „Ich“. Um ständig in dem Frieden und der Freude dieses Gottbewusstseins zu leben, bedarf es der bedingungslosen Ausrichtung auf Gott. Viele spirituelle Traditionen können uns dabei behilflich sein. Die Ernährung ist keine Ersatzreligion. Sie ermöglicht uns jedoch, unseren spirituellen Weg in körperlicher Gesundheit und geistiger Klarheit zu beschreiten. Ich selbst ernähre mich zu 95 Prozent von Rohkost, da diese Ernährungsweise meine Verbindung zum Göttlichen optimal unterstützt. Ich bin dankbar, keineswegs jedoch überrascht, dass diese Ernährung gleichzeitig auch die gesündeste und ökologisch sinnvollste Kostform ist. Offensichtlich fördert das, was uns dem Göttlichen näherbringt, auch in anderen Bereichen unseres Lebens die Harmonie.

Die IV. Phase der Ernährung, die sich ebenso wie Phase III als Dauerernährung eignet, besteht aus eingeweichten und gekeimten Nüssen, Samen, Getreide sowie aus Gemüse, Früchten und Algen. Die Ernährung enthält keine Milchprodukte und besteht zu 50 bis 60 Prozent aus biogenen Lebensmitteln. Im Verlauf von Phase IV wird allmählich der Anteil an Leben spendenden Produkten wie eingeweichten und gekeimten Nüssen, Samen, Getreide sowie Weizengras erhöht. Getreide im säure- und schleimbildenden, enzymfreien gekochten Zustand wird immer seltener verzehrt. Im Laufe der Zeit machen gekochte Nahrungsmittel nur noch weniger als 5 Prozent der Ernährung aus. Je nach Konstitution können Sie den Anteil von Keimlingen sowie von Gemüse und Obst variieren. Außerdem lassen sich mit dieser Ernährung der Säure-Basen-Haushalt und das Yin-Yang-Gleichgewicht steuern. Diese Kostform kann man allen individuellen Bedürfnissen anpassen. Durch leichte Umstellungen kann die Ernährung erwärmend, kühlend, reinigend, aufbauend oder erhaltend wirken.

Die 95-prozentige Rohkosternährung versorgt uns mit enormer Lebensenergie. Um sie richtig in unser Leben zu integrieren, bedarf es einigen Wissens und spiritueller Reife. Wir können uns nicht länger an rigide Ernährungstheorien oder Tabellen halten. Die für uns optimale Ernährung finden wir nur über eine gut entwickelte Intuition – unseren „inneren Heiler“.

Wir sollten daher bereit sein, mit verschiedenen Formen

der Rohkosternährung zu experimentieren. Beachten Sie dabei stets Ihren Säure-Basen-Haushalt und Ihr Dosha. Eine meiner Patientinnen, bei der ich eine leichte Übersäuerung feststellte, ernährte sich überwiegend von Rohkost und aß täglich Getreide. Als sie das Getreide wegließ, fühlte sie sich bereits nach wenigen Tagen gesünder und leistungsfähiger. Auch ihre pH-Werte kehrten in den Normbereich zurück. Sie fühlte sich emotional und spirituell ausgeglichener. Theoretisch könnte man einwenden, ihre neue Ernährung sei zu yin, da mit dem Getreide das einzige yangfördernde Lebensmittel gestrichen wurde. Die klinischen Ergebnisse belegten jedoch, dass die Vorstellung einer Yin-Yang-Ausgeglichenheit der Ernährung zu begrenzt ist, um den gesundheitlichen Wert einer Kostform beurteilen zu können.

Ich selbst esse nur selten rohes oder gekochtes Getreide. Meine persönlichen und meine klinischen Erfahrungen brachten mich zu der Überzeugung, dass Getreide den Fluss der spirituellen Energie im Körper verlangsamt. Gleichzeitig verringert der Getreideverzehr die Fähigkeit, diese Energien wahrzunehmen. Möglicherweise trifft dies nicht in jedem Fall zu. Bei mir und vielen meiner Patienten konnte ich diese Tendenz jedoch eindeutig feststellen. Ein mögliches Übergewicht an Yin in meiner Ernährung gleiche ich mit yangfördernden Elementen wie Hatha-Yoga, schnellem Gehen, Laufen, Feuermeditationen, mäßigem Sonnenbaden, Arbeit im Garten, Familienleben und meiner ganzheitlich orientierten ärztlichen Tätigkeit aus. Auch die Einnahme von erwärmenden Kräutern wie Ingwer, schwarzem Pfeffer, Kardamom und Cayennepfeffer eignet sich insbesondere in der kalten Jahreszeit zur Stärkung des Yang. Die Harmonie, die ich in meinem Leben erfahre, resultiert aus der dynamischen Ausgeglichenheit von Yin und Yang in allen Lebensbereichen. Aus ganzheitlicher Sicht reicht es eben nicht aus, nur in der Ernährung auf die Balance zu achten.

Die Ernährung ist ein wichtiger Bestandteil der harmonischen Lebensführung. Als Mittelpunkt unseres Lebens oder gar als Religionsersatz ist sie jedoch ungeeignet. Die 95-prozentige Rohkosternährung ist eine reinigende, energetisierende und spiritualisierende Kraft. Sie hilft, unsere spirituelle Energie zu erwecken, und fördert den Entgiftungs- und Heilungsprozess auf der körperlichen, der emotionalen und der mentalen Ebene.

Das Wort „Vegetarier" stammt vom lateinischen *vegetare,* was „zum Leben erwecken" bedeutet. Die Rohkosternährung passt optimal zu dieser Definition. Die stark energetisierende Wirkung dieser Ernährung lässt sich nur durch eine spirituelle Ausrichtung im Alltagsleben integrieren. Dazu gehört ein gewisses Verständnis spiritueller Gesetzmäßigkeiten, ein geeignetes soziales Umfeld, die Verbindung zur Natur, der richtige Beruf, Meditation und Liebe. Ohne diese unterstützenden Strukturen im Leben führt die reine Rohkosternährung leicht zu einem Zustand von Unausgeglichenheit, insbesondere am Anfang, wenn die körperliche und psychische Entgiftung am intensivsten ist. Demgegenüber ist die 80-prozentige Rohkost unabhängig von der sonstigen Lebensführung für jeden geeignet. Die reine Rohkost kann nur bei jenen Menschen optimal wirken, die eine gewisse Reife und Harmonie in allen Lebensbereichen erreicht haben. Die meisten Menschen benötigen einige Jahre, um die nötigen Erfahrungen zu machen. Unvorbereitete Menschen können durch die geballte Lebenskraft, die diese Ernährung schenkt, leicht aus dem Gleichgewicht geraten.

Die IV. Phase erfordert Selbstbeobachtung und Ehrlichkeit. Die reine Rohkosternährung ermöglicht eine immer bessere Nähr- und Vitalstoffresorption. Die jahrzehntelangen Studien der Forschergruppe um Professor Wendt beweisen, dass es durch eiweißreiche Ernährung zu Ablagerungen auf der Basalmembran der Kapillargefäße kommt. Rohkosternährung und der Verzicht auf Fleisch ermöglichen die Ausscheidung dieser Ablagerungen. Dadurch werden die Kapillaren durchlässiger, und die Nähr- und Vitalstoffe können leichter in die Gewebe und Zellen gelangen. Elektronenmikroskopische Fotografien belegen die hohe Durchlässigkeit der Basalmembran von Säuglingen. Möglicherweise können sie daher trotz des lediglich 2 Prozent betragenden Eiweißgehalts der Muttermilch so schnell wachsen. Eine 95-prozentige Rohkosternährung beseitigt die durch eiweißreiche Ernährung entstandenen Ablagerungen und führt zu einer Optimierung der Resorptionsfähigkeit. Auch bei geringeren Nahrungsmengen sind die Zellen und Gewebe optimal ernährt, da die Nähr- und Vitalstoffe der Lebensmittel besser aufgenommen werden. Bereits nach kurzer Zeit reichen zwei Mahlzeiten am Tag. Ich selbst lasse das Abendessen meist ausfallen und trinke stattdessen gelegentlich rohe Säfte. Trotz dieser Umstellung habe ich kein Gewicht verloren.

Wie viel Nahrung brauchen wir?

Je nach Konstitutionstyp reichen ein bis zwei Mahlzeiten am Tag, um den Körper gesund zu halten. Im Säuglingsalter erfolgen schnelles Wachstum, die Reifung der Organe und des Enzymsystems sowie die Myelinisierung von Gehirn und Nervensystem. In dieser Zeit benötigt das Kind mitunter alle zwei Stunden Nahrung. Auch bei noch im Wachstum befindlichen Kindern und Teenagern sind täglich drei Hauptmahlzeiten und häufige Zwischenmahlzeiten sinnvoll. Etwa mit Anfang 20 ist das physische Wachstum des Organismus abgeschlossen. In dieser Phase kommt es zu einer Umstellung auf Betriebs- und Erhaltungsstoffwechsel. Von nun an werden geringere Nahrungsmengen benötigt. Wenn wir weiterhin wie Teenager essen, kommt es höchstens noch zu einem Wachstum in die Breite. Doch zusätzlich zur Gewichtszunahme und den damit verbundenen ästhetischen Nachteilen kommt es zur Speicherung unvollständig verstoffwechselter Substanzen in Geweben und Gefäßen. Die meisten Erwachsenen würden ihrer Gesundheit mit dem Verzicht auf eine dritte Mahlzeit am Tag einen großen Gefallen tun.

Bei nur zwei Mahlzeiten pro Tag kann sich der Verdauungstrakt besser regenerieren. Dadurch verbessert sich die Fähigkeit des Darms, Nähr- und Vitalstoffe zu resorbieren. Geringere Essmengen ermöglichen eine bessere Verwertung der aufgenommenen Nahrung. Wenn Sie beispielsweise nach 14 Uhr 30 nichts mehr essen, gönnen Sie Ihren Verdauungsorganen bis zum nächsten Frühstück eine etwa 16- bis 18-stündige Erholungspause. Bei reiner Rohkost werden Sie allmählich mit immer weniger Nahrung immer besser genährt sein. Die verzehrten Lebensmittel werden Sie bald nahezu vollständig verwerten können. Je durchlässiger die Kapillargefäße, umso geringere Nähr- und Vitalstoffmengen sind notwendig. Wenn Ihre Kapillaren rein sind, kann selbst eine Kalorienaufnahme, die um 50 Prozent unter den üblichen Empfehlungen liegt, noch zu viel sein.

Weniger zu essen bedeutet nicht, magersüchtig zu werden. Magersucht geht mit starkem Gewichtsverlust, verminderter Leistungsfähigkeit und einem schlechten Allgemeinzustand einher. Die 1959 von der *Metropolitan*-Lebensversicherung veröffentlichten Angaben zum Idealgewicht stimmen mit meinen Beobachtungen überein. Für ebenso geeignet halte ich die von Dr. Stuart Berge in seinem Buch *Forever Young* veröffentlichte Tabelle über das einem gesunden, langen Leben zuträglichste Körpergewicht. Dr. Berge orientierte sich dabei an den Erkenntnissen des Altersforschers Professor Roy Walford. Walford hält eine kalorienarme Ernährung für den Schlüssel zur Maximierung der Lebenserwartung. Seinen Forschungsergebnissen zufolge liegt das im Hinblick auf Langlebigkeit günstigste Körpergewicht um 20 Prozent unter dem allgemein anerkannten Idealgewicht. Walford und Brege halten ein relativ geringes, stabiles Gewicht für optimal. Häufige Gewichtsveränderungen sollten nach Möglichkeit vermieden werden. Allerdings messe ich Gewichts- oder Kalorientabellen keine allzu große Bedeutung bei. Entwickeln Sie Ihre Intuition und erforschen Sie, welche Nahrungsmengen für Ihre persönlichen körperlichen, emotionalen und spirituellen Bedürfnisse am geeignetsten sind.

Bei reiner Rohkosternährung verbessert sich auch die Funktion der Stoffwechselenzyme. Manche Menschen profitieren während der Ernährungsumstellung von Nahrungsergänzungsmitteln. Nach einigen Monaten bis Jahren Rohkosternährung werden diese Ergänzungen jedoch immer weniger benötigt. Je gesünder der Organismus, umso stärker wird die den Stoffwechsel und das Enzymsystem regulierende Lebensenergie. Dr. Kervan verweist auf 25-jährige Forschungen über die Fähigkeit des menschlichen Körpers zur biologischen Transmutation. Laut Kervan vermag der Körper spezifische Enzyme herzustellen, die einen Mineralstoff in einen anderen umwandeln können. Die biologische Transmutation ist eine Erklärung für das Phänomen, dass manche Menschen ohne Nahrung leben können. Diese Menschen verfügen über Enzyme, die Mineralien und andere Substanzen in jene Stoffe umwandeln können, die gerade vom Organismus benötigt werden. Obgleich die meisten Menschen hierzu gegenwärtig nicht in der Lage sind, verfügen sie dennoch über das Potenzial zur biologischen Transmutation.

Es gibt einige Menschen, die anscheinend nur von Wasser leben konnten. Ein im Himalaya lebender buddhistischer Mönch, der nur Wasser und keine feste Nahrung zu sich nahm, wurde 43 Monate lang von Medizinern beobachtet. Die Katholikin Therese Neumann wurde ebenfalls über lange Zeiträume untersucht, in denen sie nur Wasser trank. Zahlreiche Wissenschaftler waren erstaunt über ihre Fähigkeit, trotz des Verzichts auf feste Nahrung am Leben zu bleiben. Im chinesischen Taoismus werden Meister erwähnt, die ebenfalls nur von Luft und Wasser lebten. Obgleich es natürlich nicht unbedingt ein erstrebenswertes Ziel ist, nur noch Wasser zu trinken, offenbart dieses Phänomen unser schier unglaubliches menschliches Potenzial.

Ich möchte Sie keineswegs zum Verzicht auf feste Nahrung bewegen. Vielmehr möchte ich verdeutlichen, wie die Funktion unseres Enzymsystems verbessert werden kann. Bereits die Umstellung von drei auf zwei Mahlzeiten pro Tag ist ein gewaltiger Schritt. Nehmen Sie sich so viel Zeit, wie Sie benötigen, um sich ein gesünderes Essverhalten anzugewöhnen. Vollziehen Sie nur jene Veränderungen, zu denen Sie wirklich bereit sind, denn erzwungene Umstellungen sind nie von Dauer. Bewahren Sie sich die Freude am Essen.

Der erfüllende, sanfte ewige Fluss der göttlichen Energie durch die physischen und feinstofflichen Körper lässt sich bei reiner Rohkosternährung besonders leicht wahrnehmen. Je mehr wir dieser Energie gewahr werden, umso stärker wird ihr Einfluss in unserem Leben. Wenn wir erleben, wie uns diese göttliche Energie permanent umgibt und durchdringt, erkennen wir unsere wahre Natur. Diese tiefe Erfahrung der göttlichen Energie ist jedoch nicht das Gleiche wie das Gewahrsein des Absoluten – einer Totalität jenseits von Raum, Zeit, Sinneseindrücken und Energien, die sich in Worten nicht beschreiben lässt. Die Wahrnehmung der göttlichen Energien ermöglicht uns jedoch das Gefühl der Verbundenheit mit dem Fluss des Universums. Es ist die Manifestation des Absoluten im Spiegel des menschlichen Körpers und erinnert an unsere ewige göttliche Natur. Für mich ist dies der größte Segen der Rohkosternährung. Warum sollten wir nicht so leben, dass wir die Anwesenheit Gottes in jedem Augenblick spüren können?

- Die richtige Ernährung ist keine Garantie für spirituellen Fortschritt.
- Durch die Ernährung können wir unser spirituelles Wachstum fördern. Der Friede und die Freude des Gottbewusstseins ist das Resultat von Harmonie in allen Lebensbereichen. Selbst die gesündeste und reinste Ernährungsweise ist für sich allein nicht ausreichend.
- Ein ausgewogener Lebenswandel, harmonische zwischenmenschliche Beziehungen, ein erfüllender Beruf, die Unterstützung durch Menschen mit gleicher Ausrichtung, Gebet, Meditation, der Segen Gottes und die Sehnsucht nach der Erfahrung des Göttlichen sind die Voraussetzungen für spirituelle Entwicklung.

7

Enzyme sind der Schlüssel zu Gesundheit und Langlebigkeit

Enzyme zählen zu den wichtigsten Substanzen in unseren Lebensmitteln. Die Erhaltung eines hohen Enzymniveaus ist die Voraussetzung für ein langes, vitales Leben. In diesem Kapitel werden wir uns mit dem Einfluss der Enzyme auf unsere Gesundheit beschäftigen. Sind Sie bereit, Ihre Ernährung auf die Erhaltung eines großen Enzymreservoirs auszurichten?

In meinem Buch *Harmonie und Gesundheit mit vegetarischer Ernährung* habe ich mein Konzept der subtilen organisierenden Energiefelder (SOEFs) vorgestellt. Durch die Verarbeitung von Lebensmitteln wird die Struktur der in diesen Produkten enthaltenen SOEFs aufgelöst. Die in der Nahrung enthaltene Lebenskraft nimmt ab, und der gesundheitliche Wert der Lebensmittel wird verringert. Unter anderem bewirkt die Auflösung der SOEF-Strukturen eine Zerstörung von Enzymen. Laut Dr. Howell, dem Begründer der Enzymforschung, sind Enzyme nicht nur chemische Proteinkomplexe, sondern zugleich auch Bioenergiereserven. Im physischen Körper sind die Enzyme in ihrer Funktionsweise als Bioenergiereserven den SOEFs sehr ähnlich. Sie fungieren als Brücke zwischen Energie und Materie, indem sie die kosmische Energie der SOEFs in den physischen Körper übertragen. Dr. Robert G. Denkewalter, einer der ersten Wissenschaftler, dem die Synthese eines Enzymproteins gelang, sagte über Enzyme, sie könnten „bei Körpertemperatur und in einfacher Lösung vollbringen, was uns Chemikern nur mithilfe von korrosiven Substanzen unter erheblichem Aufwand bei hohen Temperaturen gelingt". Und der Harvard-Forscher Dr. Troland schreibt: „Leben ist eine Folgeerscheinung der Enzymaktivität."

Nur ein lebendiger Organismus kann aktive Enzyme herstellen. Laut Dr. Howell sind Enzyme nicht nur chemische Katalysatoren, sondern Träger jener Lebensenergie, die biochemische Reaktionen erst ermöglicht. Seinen Erkenntnissen zufolge ist die Fähigkeit eines Organismus, aktive Enzyme herzustellen, von der zur Verfügung stehenden Lebenskraft abhängig. Die Lebenskraft eines Organismus lässt sich durch die Enzymaktivität bestimmen. Ann Wigmore, die Mutter der

Rohkostbewegung in den USA, hält einen gut gefüllten Enzymspeicher für „das Geheimnis der Gesundheit".

Howells Erkenntnisse lassen sich in zwei wesentlichen Punkten zusammenfassen: Enzyme sind lebendige biochemische Faktoren, die alle biologischen Prozesse des Körpers wie Verdauung, Nervenimpulse, Entgiftung, DNS- und RNS-Funktion, Regeneration, Heilung und sogar das Denken aktivieren und steuern. Die Fähigkeit des Organismus, Enzyme herzustellen, ist erschöpflich. Die Enzymvorräte eines Organismus sind ein Gradmesser für Gesundheitszustand und Lebenserwartung. Wenn Sie die Funktion der Enzyme verstanden haben, wissen Sie, warum der Rohkostanteil der Ernährung möglichst hoch sein sollte.

Es gibt drei Hauptgruppen von Enzymen: Stoffwechselenzyme, Verdauungsenzyme und Nahrungsenzyme. In allen rohen Lebensmitteln sind Enzyme enthalten. Sie aktivieren die Verdauung jener Lebensmittel, in denen sie vorkommen. Zudem enthält Rohkost eine Vielzahl von Stoffwechselenzymen wie Superoxiddismutase.

Jedes lebendige Element enthält Enzyme. Im menschlichen Körper wurden bislang mehr als 1300 Enzyme entdeckt. Jedes Organ verfügt über seine eigenen Enzyme. Von den bekannten Enzymen sind etwa 24 Verdauungsenzyme. Die drei wichtigsten Gruppen der Verdauungsenzyme sind die Eiweiß verdauenden Proteasen, die Kohlenhydrate aufspaltenden Amylasen sowie die für die Fettverdauung zuständigen Lipasen. Die in unseren Lebensmitteln vorkommenden Enzyme bezeichnen wir aus anthropozentrischer Sicht als „Nahrungsenzyme". Rohe Lebensmittel enthalten exakt jene Mengen an Proteasen, Lipasen und Amylasen, die für die Aktivierung des Verdauungsprozesses im Körper erforderlich sind.

Die Bedeutung der in unseren Lebensmitteln enthaltenen Enzyme wird durch das von Dr. Howell entdeckte Gesetz der adaptiven Sekretion von Verdauungsenzymen verdeutlicht. Diese an der *Northwestern University* erforschte und vielfach bestätigte

Erkenntnis besagt, dass der lebendige Organismus nicht mehr Enzyme absondert, als für die Verdauung eines bestimmten Lebensmittels benötigt werden. Wenn wir ein enzymreiches rohes Lebensmittel verzehren, werden die körpereigenen Enzymvorräte geschont. Der Körper muss für die Verdauung roher Lebensmittel geringere Enzymmengen absondern als für die Verarbeitung enzymfreier gekochter Nahrung. Bei Hunden, die mit gekochter Nahrung gefüttert wurden, trat bereits nach einer Woche eine starke Erhöhung des Enzymgehalts im Speichel auf. Die Steigerung der körpereigenen Enzymsekretion war für die Verdauung der gekochten Nahrung notwendig. Als die Ernährung der Hunde erneut auf rohes Futter umgestellt wurde, reduzierte sich der Enzymgehalt des Speichels wiederum binnen einer Woche auf die ursprünglichen Werte. Da die Rohkost bereits einen hohen Enzymgehalt aufwies, mussten die Hunde nicht ihre körpereigenen Enzymvorräte angreifen, um die Nahrung verdauen zu können.

Bereits im Jahr 1907 entdeckte Simon, dass die Enzymarten im menschlichen Körper von der Ernährung abhängig sind. Die im Speichel gemessene Konzentration des stärkeaufspaltenden Enzyms Amylase steigt bei stärkehaltiger Ernährung und sinkt bei eiweißreicher, kohlenhydratarmer Kost. Im Jahre 1927 konnte Goldstein nachweisen, dass die von der Bauchspeicheldrüse abgesonderten Mengen an Lipase, Amylase und Trypsin in direktem Verhältnis zum Fett-, Kohlenhydrat- und Eiweißgehalt der Ernährung stehen. Aus dieser Erkenntnis lässt sich schließen, dass für die Verdauung von enzymreicher Rohkost weniger körpereigene Verdauungsenzyme abgesondert werden müssen und somit der Enzymvorrat des Organismus geschont wird. Unsere Enzymenergie steht im Zusammenhang mit unserer Lebenskraft und der Energie unserer SOEFs. Je höher unsere Lebenskraft, umso besser ist unser Gesundheitszustand.

Die Bedeutung des Gesetzes der adaptiven Sekretion wird umso deutlicher, wenn man um den Einfluss des Enzymniveaus auf chronologisches Alter und Krankheitsanfälligkeit weiß. Die

Forschungsgruppe von Dr. Meyer am *Michael-Reese*-Hospital in Chicago fand im Speichel junger Erwachsener einen 30-mal höheren Amylasegehalt als bei knapp 70 Jahre alten Menschen. Im Urin junger Menschen wies der deutsche Wissenschaftler Dr. Eckardt 25 Einheiten Amylase nach, gegenüber 14 Einheiten bei älteren Personen. Andere Forscher stellten bei 80-jährigen Testpersonen fest, dass deren Superoxiddismutase-Wert nur noch 57 Prozent jenes Wertes ausmacht, der bei Säuglingen üblich ist, und 61 Prozent des Wertes, der bei 10-Jährigen gemessen werden kann. Bei 40-Jährigen stellten die Wissenschaftler Superoxiddismutase-Werte fest, die zu 84 Prozent dem Wert von Neugeborenen und zu 87 Prozent dem Wert von 10-jährigen Kindern entsprachen. Bei 27-Jährigen wurde ein doppelt so hoher Lipasewert festgestellt wie bei 77-Jährigen. Chronische Krankheiten gehen stets mit einem verminderten Enzymgehalt einher. In Japan wurden bei 111 Tuberkulosepatienten nur noch 82 Prozent des normalen Enzymgehalts nachgewiesen. Alle 40 untersuchten Patienten, die unter Lebererkrankungen litten, wiesen erniedrigte Amylasewerte auf. Bei 86 Prozent der Diabetespatienten ließ sich ein zu geringer Amylasegehalt messen. Verschiedene Studien brachten zudem bei Fettsucht, Arteriosklerose und Bluthochdruck verminderte Lipasewerte zutage. Die Erhaltung unserer körpereigenen Enzymvorräte steht demnach in direktem Zusammenhang mit unserer Gesundheit und Leistungsfähigkeit.

Die gleiche altersbedingte Verringerung des Enzymreservoirs tritt auch im Tierreich auf. Wissenschaftler konnten bei jungen Fliegen, Käfern, Grashüpfern, Fruchtfliegen und Ratten stets bedeutend höhere Enzymwerte messen als bei älteren Tieren der gleichen Art.

Diese Erkenntnisse decken sich mit den Versuchsergebnissen von Dr. Kollath, der am Karolinska-Krankenhaus in Stockholm forschte. Als Kollath Tiere mit gekochter Nahrung fütterte, die in ihrer Zusammensetzung der westlichen Zivilisationskost ähnelte, erschienen sie ihm zunächst genauso gesund wie die mit rohem Futter versorgten Kontrolltiere. Im ausgewachsenen Stadium stellten sich jedoch bei den mit gekochter Nahrung aufgezogenen Tieren eher Alterungserscheinungen ein. Zudem erkrankten die Versuchstiere relativ früh an chronischen Krankheiten. Diese degenerativen Erkrankungen entsprachen den in den westlichen Industrienationen dominierenden Krankheiten wie Osteoarthritis, Osteoporose und Verstopfung. Kollath bezeichnete den Gesundheitszustand dieser Tiere als Meso-Gesundheit – Halb-Gesundheit. Die mit roher Nahrung gefütterten Tiere blieben von diesen Krankheiten verschont. Erfreulicherweise ließ sich die Meso-Gesundheit der mit gekochtem Futter ernährten Tiere auch verbessern. Allerdings gelang dies weder mit hoch dosierten Vitaminen noch mit Mineralstoffpräparaten. Nur die Umstellung auf rohes Futter vermochte die Alterungsprozesse zu stoppen und einen soliden Gesundheitszustand wiederherzustellen. Offensichtlich mussten in den rohen Lebensmitteln Faktoren enthalten sein, die der gekochten Nahrung fehlten. Dr. Kollath bezeichnete diese hitzeempfindlichen, der Wissenschaft noch unbekannten Faktoren als „Auxone“. Wahrscheinlich handelte es sich bei den von Kollath als Auxone bezeichneten Substanzen um Enzyme.

In rohen Lebensmitteln gibt es eine Vielzahl von gesundheitsfördernden Faktoren, von denen Enzyme wahrscheinlich die wichtigsten sind. Ähnliche Fütterungsversuche wie bei Dr. Kollath wurden über einen Zeitraum von 10 Jahren von Dr. Frances Pottenger an 900 Katzen durchgeführt. Die Hälfte der Katzen erhielt rohe Milch und rohes Fleisch, während die andere Hälfte mit pasteurisierter Milch und gekochtem Fleisch ernährt wurde. Bereits in der ersten Generation der mit gekochter Nahrung gefütterten Katzen traten degenerative Erkrankungen auf, die den beim Menschen üblichen Krankheitsbildern ähneln. In der zweiten und dritten Generation der von gekochtem Futter lebenden Katzen stellte Pottenger zusätzlich angeborene Knochenmissbildungen, Hyperaktivität sowie Sterilität fest. Die Katzen wiesen einen so schlechten Gesundheitszustand auf, dass mit Katzenkot gedüngte Pflanzen eingingen. Pottenger schloss daraus, dass rohe Nahrung offensichtlich hitzeempfindliche, für die Gesundheit notwendige Faktoren enthält. Die wichtigsten Elemente, die durch Hitzeeinwirkung vollständig zerstört werden, sind die Enzyme.

Nach Angaben von Dr. Howell werden sämtliche in Lebensmitteln enthaltenen Enzyme zerstört, wenn die Nahrung für 30 Minuten einer Temperatur von 48 Grad Celsius ausgesetzt wird. Jede Form des Kochens, Bratens, Backens oder Frittierens führt ebenso wie radioaktive oder Mikrowellenbestrahlung zu einem 100-prozentigen Verlust der Enzyme. Laut Dr. Howell werden bereits bei dreiminütigem Kochen alle Enzyme zerstört. Bei 63 Grad Celsius Hitzeeinwirkung, der bei der Pasteurisierung eingesetzten Temperatur, gehen 80 bis 95 Prozent der Enzyme verloren.

Die drei Phasen der Verdauung

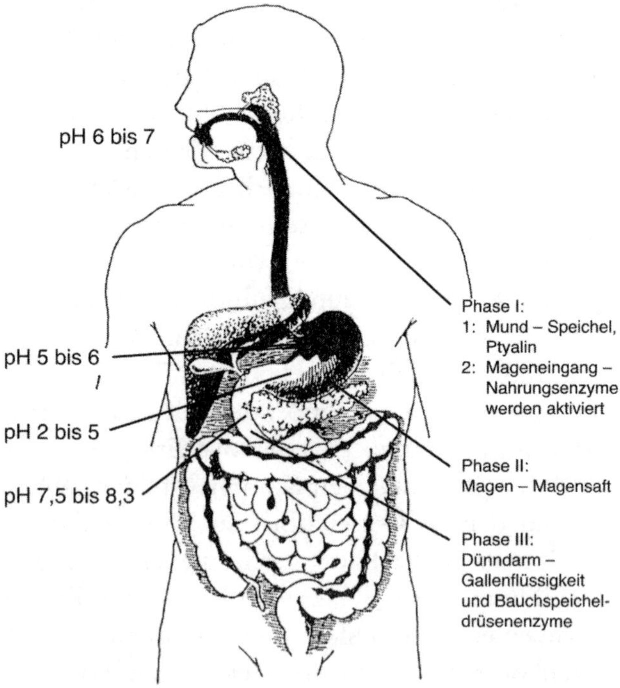

Die Aufgaben der Nahrungsenzyme bei der Verdauung

Bei der Verdauung im Magen beginnt nicht nur die chemische Aufspaltung der Eiweiße. Neuere Studien belegen, dass es zwei funktionell voneinander getrennte Bereiche gibt. Im oberen Teil des Magens befindet sich die aufgenommene Nahrung für etwa 30 bis 60 Minuten. In diesem Abschnitt findet weder eine Peristaltik noch die Absonderung von Verdauungsenzymen statt. Im unteren Teil des Magens werden Salzsäure und Pepsin freigesetzt. Hier findet ein Großteil der Proteinverdauung statt. In den ersten 30 bis 60 Minuten, in denen sich die Nahrung im oberen Magenabschnitt befindet, kommt es nur durch die in der Nahrung enthaltenen Enzyme zu Verdauungsvorgängen. Die Verdauung beginnt sogar bereits im Mund, wo das im Speichel enthaltene Ptyalin die chemische Zerlegung langkettiger Kohlenhydrate in Gang bringt. Durch das während des Kauens erfolgende Aufbrechen der Zellwände werden die in pflanzlichen Lebensmitteln vorkommenden Enzyme freigesetzt. Die meisten grünen Gemüse sind von einer dünnen Zelluloseschicht überzogen, die von unseren körpereigenen Enzymen nicht aufgespalten werden kann. Das gründliche Kauen der Nahrung ist daher besonders wichtig, um die Zellwände zu öffnen und das in den Pflanzen enthaltene Zellulose verdauende Enzym Zellulase freizusetzen. Einige Gemüsesorten wie Brokkoli sind in rohem Zustand schwer verdaulich, da sie eine dickere Zelluloseschicht aufweisen. Gründliches Kauen fördert die Verwertbarkeit dieser Gemüse erheblich.

Die neuesten Erkenntnisse über den Kardia-Bereich des Magens eröffnen eine völlig andere Perspektive der Verdauungsvorgänge. Diesen Magenabschnitt werde ich fortan als „Nahrungsenzymmagen“ bezeichnen. Ein solcher Nahrungsenzymmagen wurde bei zahlreichen Tieren nachgewiesen. Kühe, Schafe, Wale, Delphine und Hühner verfügen alle über einen Magenteil, in dem es durch die Aktivität der in der Nahrung enthaltenen Enzyme zu Verdauungsvorgängen kommt. Bei Kühen wird dieser Abschnitt Pansen genannt. Auch in einem der wichtigsten Anatomieatlanten der englischsprachigen Welt, *Gray's Anatomy,* wird auf zwei anatomisch und funktionell verschiedene Magenabschnitte hingewiesen. Der erste Teil wird als Kardia bezeichnet. Hier findet die im Mund begonnene Kohlenhydratverdauung ihre Fortsetzung. Im oberen Bereich des Magens finden keine peristaltischen Bewegungen statt. Im unteren Magenteil kommt es zur Absonderung von Salzsäure und Pepsin. Der pH-Wert des unteren Magens liegt zwischen 1,6 und 2,4. Im oberen Bereich findet man hingegen einen pH-Wert von 5 bis 6. In diesem leicht sauren Milieu können die Nahrungsenzyme noch aktiv sein. Erst unterhalb eines pH-Werts von 2,4 werden sie vorübergehend inaktiviert. Zahlreiche Forscher haben nachgewiesen, dass die Nahrungsenzyme im alkalischen Milieu des Dünndarms erneut aktiv werden und die Verdauung unterstützen.

Obgleich es wie ein neues Konzept erscheint, ist die im Nahrungsenzymmagen stattfindende Verdauung eine vielfach bewiesene Tatsache. Dr. Beazell berichtete im *Journal of Laboratory and Clinical Medicine,* dass 20 Prozent der Kohlenhydrate und 3 Prozent des Eiweißes innerhalb der ersten Stunde nach der Nahrungsaufnahme im oberen Teil des Magens verdaut werden. Studien des an der Universität von Illinois tätigen Physiologen Olaf Berglim zufolge werden nach einer aus Kartoffelbrei und Brot bestehenden Mahlzeit innerhalb von 45 Minuten 76 Prozent der in den Kartoffeln und 59 Prozent der im Brot enthaltenen Stärke verdaut. Diese und ähnliche Studien wurden jedoch mit gekochter Nahrung durchgeführt. Demzufolge war lediglich das im Speichel enthaltene kohlenhydratspaltende Enzym Ptyalin im Nahrungsenzymmagen wirksam. Dr. Howard Loomis, der als Nachfolger des Enzympioniers Dr. Howell gilt, schätzt, dass durchschnittlich 60 Prozent der Stärke, 30 Prozent des Eiweißes und 10 Prozent des Fettes im Nahrungsenzymmagen verdaut werden. Sicherlich würden diese Werte beim Verzehr von Rohkost wesentlich höher liegen, da rohe Lebensmittel eigene Verdauungsenzyme enthalten. Ebenso wie bei Tieren kommt es im menschlichen Nahrungsenzymmagen durch die Aktivität der in rohen Lebensmitteln enthaltenen Enzyme zu einer Unterstützung der im Mund durch die Ptyalinbildung begonnenen Verdauung.

Dadurch wird der Bauchspeicheldrüse weniger Arbeit abverlangt. Die Enzymvorräte des Körpers werden geschont und stehen für andere Aufgaben im Stoffwechsel zur Verfügung. Entgiftungsprozesse und die Regeneration von Zellen, inneren Drüsen und Organen profitieren von dieser Situation. Aus diesem Grund wirkt ein hoher Anteil biogener und bioaktiver Lebensmittel in der Ernährung so gesundheitsfördernd.

Dr. Howells Studien zufolge führt der Genuss enzymfreier erhitzter, bestrahlter oder im Mikrowellenherd zubereiteter Nahrung zu einer Vergrößerung der Bauchspeicheldrüse. Gleichzeitig werden bei dieser Ernährungsweise allmählich andere endokrine Drüsen wie Hypophyse, Nebennieren, Eierstock und Hoden überfordert. Im Verhältnis zum Gesamtkörpergewicht ist die menschliche Bauchspeicheldrüse 3-mal größer als bei wild lebenden Tieren. Wenn Mäuse mit gekochter Nahrung gefüttert werden, kommt es ebenfalls zu einer Pankreasvergrößerung, die im Verhältnis zum Körpergewicht der Tiere der Größe der menschlichen Bauchspeicheldrüse entspricht. Doch sobald die Ernährung der Mäuse auf rohes Futter umgestellt wird, verkleinert sich die Bauchspeicheldrüse wieder. Das Pankreas vergrößert sich demnach, um den bei gekochter Nahrung erhöhten Anforderungen gerecht zu werden.

Ein Großteil der körperlichen Energie wird bei der Verdauung verbraucht. Dies ist auch die Ursache für die nach einer üppigen Mahlzeit einsetzende Müdigkeit und Trägheit. Der hohe Energieaufwand der Verdauung lässt auf einen hohen Enzymverbrauch schließen. Nach Auffassung mancher Wissenschaftler muss sich die Bauchspeicheldrüse, um ausreichend Verdauungsenzyme absondern zu können, der Enzymvorräte anderer Drüsen bedienen. Diese Drüsen müssen fortan mehr arbeiten. Bei dauerhafter Überlastung kommt es zu einer Vergrößerung der endokrinen Drüsen. Die ersten Anzeichen dieser Überforderung sind meist an der Hypophyse erkennbar. Die Hypertrophie bzw. Vergrößerung einer endokrinen Drüse führt allmählich zum Funktionsverlust.

Die Erkenntnisse des Schweizer Arztes Dr. Paul Kouchakoff stehen möglicherweise im Zusammenhang mit den erhöhten Anforderungen an die Enzymsekretion der Bauchspeicheldrüse. In den 1930er Jahren wies Kouchakoff nach, dass der Verzehr gekochter Nahrung zu einer Verdauungsleukozytose führt. Darunter versteht man eine Zunahme der weißen Blutkörperchen. Dieses Phänomen trat sogar auf, wenn das Wasser nur auf 88 Grad Celsius erhitzt wurde. Für diese Beobachtung gibt es zwei Erklärungsmodelle. Die erste Hypothese besagt, dass die weißen Blutkörperchen, in denen ähnliche Lipasen, Amylasen und Proteasen in einem ähnlichen Verhältnis vorkommen wie in der Bauchspeicheldrüse, der Bauchspeicheldrüse zusätzliche Enzyme liefern. Bei der zweiten Theorie geht man davon aus, dass gekochte Nahrung vom Körper als schädlich angesehen wird und somit das Immunsystem aktiviert. Möglicherweise sind beide Hypothesen zutreffend. In jedem Fall stellt die nach jeder gekochten Mahlzeit einsetzende Leukozytose einen Stress für das Immunsystem dar. Die Zunahme der weißen Blutkörperchen bleibt jedoch aus, wenn zu Beginn einer Mahlzeit Rohkost verzehrt wird und die folgenden gekochten Speisen weniger als 50 Prozent der Mahlzeit ausmachen. Der Verzehr von Fast Food oder stark verarbeiteter Nahrung führt zu einer starken Veränderung des Blutbilds, wie sie sonst bei Blutvergiftungen durch verdorbenes Fleisch auftritt. Biogene und bioaktive Lebensmittel versorgen den Körper mit SOEF- und Enzymenergie. Die Verdauung biostatischer (gekochter) und biozider (stark verarbeiteter) Nahrung erfordert hingegen den Abbau körpereigener SOEF- und Enzymvorräte.

Um die Bedeutung der Enzymaufnahme über die Nahrung

zu verstehen, müssen wir wissen, wie Enzyme in unserem Körper wirken. In einer an der *Tufts Medical School* in den USA durchgeführten Studie wurde bei allen unter Fettsucht leidenden Testpersonen ein Lipasemangel festgestellt. Aus diesem Befund lässt sich eine Störung der Fettverwertung ableiten. Der Stoffwechsel dieser Menschen ist nicht in der Lage, das Fett normal abzubauen, und es kommt zu einer übermäßigen Bildung von Fettgewebe.

Gekochte Kost steigert das Verlangen nach Nahrung, da die Organe auf diese Weise ihren Mangel an Nähr- und Vitalstoffen zum Ausdruck bringen. Gewohnheitsmäßiges Überessen ist in vielen Fällen ein Indiz für Mangelzustände. Bauern kennen das Phänomen, dass Schweine, die mit rohen Kartoffeln gefüttert werden, ein normales Körpergewicht aufweisen. Bei ihren Artgenossen, die gekochte Kartoffeln fressen, kommt es hingegen zu einer rasanten Gewichtszunahme. In meiner klinischen Praxis kann ich immer wieder beobachten, dass sich durch vermehrten Rohkostverzehr mühelos ein normales Körpergewicht erreichen lässt. Bei vielen Übergewichtigen reicht allein diese Umstellung, um abzunehmen.

Erhitztem Fett fehlt das fettaufspaltende Enzym Lipase. Zudem mangelt es ihm an den biologisch aktiven cis-Fettsäuren. Erhitztes Fett wird daher anders verdaut als rohes Fett. Die Verdauung unerhitzten Fettes beginnt bereits im Nahrungsenzymmagen in einem leicht sauren Milieu. Das gekochte Fett wird dagegen erst im basischen Milieu des Dünndarms verdaut. Wenn rohes Fett den Dünndarm erreicht, ist es zum Teil bereits chemisch aufgespalten, während das erhitzte Fett beim Übertritt vom Magen in den Zwölffingerdarm noch unverdaut ist. Womöglich hat gekochtes Fett aus diesem Grund eine andere Wirkung auf Stoffwechsel und Cholesterinspiegel als rohes Fett. Die langsamere Verdauung kann ein Grund dafür sein, dass ein reichhaltiger Verzehr gekochten Fettes der Gesundheit schadet. Ein anderer Grund ist die aus dem regelmäßigen Genuss erhitzten Fettes resultierende Erschöpfung der körpereigenen Lipasevorräte. Ein Lipasemangel kann den Fettstoffwechsel empfindlich stören und zu Fettsucht und einem überhöhten Cholesterinspiegel führen. Allerdings sind die bisherigen Forschungserkenntnisse noch unvollständig.

Säuglinge, die keine Muttermilch erhalten, haben durch den Verzehr nahezu enzymfreier pasteurisierter Kuhmilch bereits nach kurzer Zeit in einen Lipase- und Amylasemangel. In einer Studie, bei der über 20 000 Babys untersucht wurden, ließ sich bei „Flaschenkindern" eine gegenüber gestillten Kindern deutlich höhere Krankheitsanfälligkeit nachweisen. Die mit Kuhmilch ernährten Säuglinge hatten eine 56-mal höhere Sterblichkeitsrate. Insgesamt wurden die nicht gestillten Babys doppelt so häufig krank wie die gestillten Kinder. Es gibt viele Faktoren in der Muttermilch, die für die überragende gesundheitliche Bedeutung des Stillens verantwortlich sind. Muttermilch enthält Enzyme, die in pasteurisierter Kuhmilch und anderer gekochter Babynahrung fehlen. Im Laufe der Jahre wird dieser Enzymmangel aufgrund der heutzutage weitverbreiteten Fast-Food-Ernährung der Jugend immer gravierender. Irgendwann fordert die Missachtung der von der Natur für uns vorgesehenen Nahrung jedoch ihren Preis. Der übermäßige Verzehr gekochter Produkte fördert das Auftreten von Krankheiten und beschleunigt den Alterungsprozess.

Insbesondere für Diabetiker und Hypoglykämiker ist der Genuss roher Lebensmittel von Bedeutung. In einer am *George Washington*-Universitätskrankenhaus in den USA durchgeführten Studie wurde festgestellt, dass die Aufnahme von 50 Gramm unerhitzter Stärke bei den Patienten nach einer halben Stunde lediglich zu einem Blutzuckeranstieg von 1 Milligramm führte. Demgegenüber bewirkte die gleiche Menge gekochter Stärke einen Anstieg des Blutzuckers um 56 Milligramm. Nach einer Stunde war der Blutglukosewert der Testpersonen um durchschnittlich 51 Milligramm gefallen. Diese dramatischen Unterschiede bei den Blutzuckerwerten sind hauptsächlich auf den Amylasegehalt der rohen Stärke zurückzuführen, welcher in erhitzter Stärke fehlt. Die Amylase ermöglicht eine Vorverdauung der Stärke im Nahrungsenzymmagen. Eine rohkostreiche, fettarme Ernährung, die mit der Einnahme von Nahrungsenzymprodukten ergänzt wird, hat sich in der Behandlung des *Diabetes mellitus Typ II* als wirkungsvoll erwiesen. Unter ärztlicher Kontrolle kann eine solche Ernährung in vielen Fällen Insulininjektionen und die orale Medikamenteneinnahme überflüssig machen.

Wie können wir unsere Enzymvorräte erhalten?

Ein hoher Rohkostanteil in der Ernährung ist das Mittel der Wahl, um die körpereigenen Enzymreserven zu schonen. Alle wildlebenden Tiere dieser Erde ernähren sich von roher Nahrung. Sie bleiben im Gegensatz zum Menschen und den von ihm gehaltenen Tieren von chronisch-degenerativen Krankheiten verschont. Werden diese Tiere jedoch mit gekochter Nahrung gefüttert, leiden sie bereits nach kurzer Zeit an den gleichen Krankheiten, die beim Menschen vorkommen.

Biogene, vorverdaute und fermentierte Lebensmittel weisen den höchsten Enzymgehalt auf. Den höchsten Enzymgehalt kann man bei Samen messen, deren Keimlinge etwa 60 Millimeter lang sind. In diesem Zustand ist der Enzymgehalt bis zu 10-mal höher als bei ungekeimten Samen. In Asien sind fermentierte Sojabohnen seit Jahrtausenden ein fester Bestandteil der Ernährung. Die Bakterien- und Pilzkulturen, die zur Herstellung fermentierter Produkte wie Miso und Tempeh eingesetzt werden, bewirken nicht nur eine Erhöhung des Enzymgehalts, sondern führen gleichzeitig zu einer Vorverdauung von Eiweiß, Kohlenhydraten und Fetten. Auch aus rohen Nüssen und Samen lassen sich enzymreiche Fermentationsprodukte herstellen.

Alle rohen Lebensmittel haben einen hohen Enzymgehalt. Manche Menschen können jedoch zu dünn werden, wenn sie ausschließlich rohe Gemüse, Früchte und Sprossen essen. Dies trifft insbesondere auf Personen zu, bei denen der Vata-Typ dominiert. Dank meines Kapha-Doshas kann ich mein Gewicht trotz fast reiner Rohkosternährung stabil halten. Durch die entsprechende Kombination enzym- und kohlenhydrat- oder fettreicher Lebensmittel kann ich mein Gewicht nach Belieben steuern. Vatas können durch den Genuss dieser Produkte unerwünschten Gewichtsverlusten vorbeugen. Am geeignetsten sind Bananen, Avocados sowie eingeweichte oder gekeimte rohe Samen und Nüsse. Weiterhin kommen infrage: Weintrauben, Mangos, Datteln, kalt geschleuderter Honig, rohe Butter und unpasteurisierte Milch. Obgleich Rohmilchprodukte einen hohen Enzymgehalt aufweisen, kann ich sie aus ganzheitlicher Sicht nicht empfehlen.

Auch das Fasten dient zur Erhaltung des körpereigenen Enzympotenzials. Während einer Fastenkur stellt der Organismus die Produktion von Verdauungsenzymen ein. Die eingesparte Enzymenergie steht damit anderen Aufgaben im Stoffwechsel zur Verfügung. Hierzu zählen eine vermehrte Autolyse (die Beseitigung alter Zellen) sowie die Ausscheidung von Fettablagerungen, unvollständigen Eiweißen und Giftstoffen. Die Enzyme bewirken eine regelrechte Verjüngung des Körpers. Der Rohkostexperte Viktoras Kulvinskas ist der Auffassung, dass während des Fastens die gesundheitszuträglichen Bakterien ihre Enzyme in größeren Mengen dem Körper zur Verfügung stellen. Dadurch erhöhen sie das Gesamtenzympotenzial des Organismus. Bei den regelmäßig von mir geleiteten Fastenseminaren beobachte ich immer wieder, wie das Fasten zu einer erstaunlichen Steigerung der Lebenskraft und Vitalisierung der SOEFs führt. Ein Wasser- oder Saftfasten ermöglicht die Regeneration unseres Verdauungsenzymsystems. Der Enzymspeicher des Körpers kann somit wieder aufgefüllt werden.

Durch jahrelanges, gewohnheitsmäßiges Überessen gehen die Enzymvorräte des Körpers allmählich zur Neige. Es ist wichtig, in der Ernährung das richtige Maß zu finden. Auch zwanghaft zu wenig zu essen kann zu schweren gesundheitlichen Schäden führen. Die Vermeidung des Überessens ist jedoch die Grundlage einer bewussten Ernährung. In meinem System des bewussten Essens geht es darum, genau jene Mengen an Lebensmitteln und Getränken aufzunehmen, die unseren körperlichen, emotionalen und spirituellen Bedürfnissen entsprechen. Zahlreiche wissenschaftliche Studien belegen die lebensverlängernde Wirkung mäßigen Essens. Der bekannte Ernährungsforscher Dr. Paavo Airola bezeichnete die Aufnahme relativ geringer Nahrungsmengen als den wichtigsten Faktor für die Beeinflussung von Gesundheit und Lebenserwartung. Airola hielt selbst den übermäßigen Verzehr gesunder Lebensmittel für gesundheitsschädigend.

Der in der jüdischen Tradition hochangesehene spirituelle Lehrer und Heiler Moses Maimonides (1135–1204) sagte:

> *„Das Überessen wirkt auf jede Konstitution wie ein tödliches Gift. Es ist die Hauptursache für Krankheiten."*

Die von Dr. Clive McKay an der Cornell-Universität durchgeführten Tierfütterungsversuche zeigten, dass sich durch die Halbierung der Nahrungsration die Lebenszeit von Ratten verdoppeln lässt. Gleichzeitig führte diese Maßnahme zu einer deutlichen Verbesserung des Gesundheitszustands der Tiere. Die von McKays Ratten erreichte Lebenszeit entspricht 170 Menschenjahren. An der Brown-Universität in den USA wurde eine Gruppe von Ratten maßlos überfüttert, während eine andere Gruppe gerade genug Nahrung erhielt, um Unterernährungssymptome zu vermeiden. Die Lebenserwartung der karg ernährten Ratten war um 40 Prozent länger als jene ihrer überfütterten Artgenossen. Auch für diejenigen, die jahrelang im Überfluss schwelgten, besteht noch berechtigte Hoffnung auf eine Erhöhung der Lebenserwartung. Roy Walford und Richard Weindruch konnten in ihren Studien die Lebenszeit von überernährten erwachsenen Tieren mittleren Alters verlängern, indem sie die Futtermengen der Tiere drastisch kürzten. Bei Mäusen ließ sich die Lebenszeit auf diese Weise um bis zu 40 Prozent verlängern, bei Fischen sogar um das 3-Fache. Die Wissenschaftler verzeichneten außerdem bei den im Erwachsenenalter auf kalorienarme Ernährung umgestellten Tieren eine deutlich verringerte Krankheitsanfälligkeit und ein leistungsfähigeres Immunsystem. Dabei erhielten die Versuchstiere die gleiche Nahrung wie ihre Artgenossen aus der Kontrollgruppe. Der einzige Unterschied lag in den aufgenommenen Nahrungsmengen. Nur 13 Prozent der karg gefütterten Mäuse erkrankten im Verlauf ihres Lebens an Krebs, gegenüber 50 Prozent der üppig ernährten Mäuse. Nierenstörungen traten bei 100 Prozent der überernährten und nur bei 25 Prozent der knapp gehaltenen Tiere auf. Herzkrankheiten ließen sich bei 96 Prozent der reichhaltig ernährten und nur bei 26 Prozent der von Magerkost lebenden Mäuse feststellen. Zahlreiche Studien an verschiedenen Tierarten bestätigen diese Erkenntnisse. Leicht unterernährte Tiere bleiben aus physiologischer Sicht länger jung. Deutsche und amerikanische Tierfütterungsversuche haben ergeben, dass nur einmal täglich gefütterte Ratten eine höhere Enzymaktivität in Bauchspeicheldrüse und Fettzellen aufweisen als mehrmals pro Tag gefütterte Artgenossen. Zudem hatten sie eine um 17 Prozent höhere Lebenserwartung. Wenn man nur eine Mahlzeit pro Tag isst, werden die körpereigenen Enzymreserven nicht so schnell aufgebraucht wie bei mehrmaligem täglichem Essen. Die Angewohnheit, stets nur geringe Nahrungsmengen aufzunehmen, verlängert das Leben, erhöht die Leistungsfähigkeit und beugt dem Auftreten degenerativer Erkrankungen vor.

Das Überessen führt amerikanischen Studien zufolge zu oxidativem physiologischem Stress, der zu Gewebsschädigungen durch freie Radikale führt. Es kommt durch die Verbindungen aktiver Proteine zu Funktionseinbußen in Zellen und Geweben. Freie Radikale sind gesundheitsschädigende Moleküle, die durch falsche Ernährung, körperlichen und emotionalen Stress, Umweltgifte, Operationen, radioaktive Strahlung, den Verzehr bestrahlter Nahrungsmittel, virale und bakterielle Infektionen sowie den allgemeinen Alterungsprozess vermehrt auftreten. Freie Radikale besitzen ein freies Elektron, wodurch sie Zellmembranen schädigen. Erfreulicherweise lassen sich freie Radikale jedoch durch Antioxidantien neutralisieren.

Eine eiweiß- und kalorienarme Ernährung ermöglicht dem Organismus eine optimale Resorption der aufgenommenen Nähr- und Vitalstoffe. Eine solche Kost minimiert die Entstehung von Stoffwechselnebenprodukten. Von freien Radikalen verursachte, gehäuft auftretende Eiweißverbindungen im Gewebe beschleunigen den Alterungsprozess. Indem wir die Qualität unserer Nahrung steigern und gleichzeitig die Quantität verringern, können wir unseren Gesundheitszustand enorm verbessern und unsere Lebenserwartung verlängern. Diese einfache Änderung des Essverhaltens ist die billigste und zugleich wirkungsvollste Krankheitsprophylaxe, die es gibt.

Die Vermeidung des Überessens führt zu besserer Gesundheit und nicht zu Mangelerscheinungen. In unserer Gesellschaft essen fast alle Menschen viel mehr, als sie wirklich benötigen. Da wir uns an den Überfluss gewöhnt haben und in vielen Fällen bereits süchtig nach ungesunden Produkten geworden sind, fällt uns die Mengenbeschränkung besonders schwer. Wir leben in einem Umfeld, in dem wir permanent von den Reizen gesundheitsschädigender Nahrungsprodukte und negativer Gedanken überflutet werden. Doch in Wirklichkeit sind wir unterernährt – es mangelt uns an den Nähr- und Vitalstoffen, die in der üblichen minderwertigen Zivilisationskost nicht vorkommen. Diesen Mangel an Qualität versuchen wir durch eine Steigerung der Quantität zu kompensieren. Die Vermeidung des Überessens bildet die Grundlage des bewussten Essens. Eine bewusste Ernährung enthält alles, was unserer Gesundheit, Leistungsfähigkeit und Langlebigkeit zuträglich ist und uns in die Harmonie mit unserem Körper und der Natur führt. Die wissenschaftlichen Erkenntnisse über die gesundheitlichen Gefahren des Überessens haben mich dazu bewogen, nur noch zwei statt drei Mahlzeiten am Tag zu essen.

Viele im Laufe der Jahrhunderte gemachte Beobachtungen belegen die schädlichen Auswirkungen des Überessens. Die gesündesten und langlebigsten Völker der Erde wie die Vilcabambanen in Ecuador, die Hunza im westlichen Pakistan, die Tarahumara in Mexiko oder die im Kaukausus lebenden Abchasen ernähren sich ausnahmslos von eiweißarmer und kohlenhydratreicher Kost. Ihre Ernährung enthält nur etwa 35 bis 50 Prozent der in Nordamerika und Westeuropa üblichen Kalorien- und Eiweißmengen.

Viele überlieferte Beispiele überdurchschnittlicher Langlebigkeit stehen im Zusammenhang mit einer reduzierten Nahrungsaufnahme. Der heilige Paulus von Theben ernährte sich von Datteln und Wasser und wurde 113 Jahre alt. Der 1588 in London gestorbene Thomas Carn lebte 207 Jahre lang von zwei vegetarischen Mahlzeiten pro Tag. Auf einer 5000 Jahre alten ägyptischen Pyramide wurde die Inschrift gefunden: „Der Mensch lebt zu einem Viertel von dem, was er isst. Von den anderen drei Vierteln lebt sein Arzt."

Ein berühmtes Beispiel ist Luigi Cornaro, der 1467 in Venedig geboren wurde und 1565 in Padua starb. Als Cornaro Ende 40 war, hatte ihn seine Gefräßigkeit lebensbedrohlich erkranken lassen. Der in der Gesundheitslehre der Essener ausgebildete Arzt Pater Benedikt erklärte ihm die gesundheitlichen Vorteile der kulinarischen Askese. Cornaro beschränkte sich fortan auf 350 Gramm feste und 400 Gramm flüssige Nahrung pro Tag. Dadurch heilte er sich von seiner Krankheit und erreichte ein Alter von 98 Jahren. Luigi Cornaro machte sich um die Verbreitung der Lehren der Essener verdient und beriet sogar den Papst in gesundheitliche Fragen. Seine Schriften über Ernährung lassen sich in zwei Sätzen zusammenfassen:

„Je weniger ich aß, desto besser fühlte ich mich … Die Vermeidung des Überessens ist die Grundlage eines guten Gesundheitszustands."

Mittlerweile wissen wir, welch überragende gesundheitliche Bedeutung unseren Enzymvorräten zukommt. Die Bevorzugung roher Lebensmittel, der Verzicht auf häufige Mahlzeiten und übermäßige Nahrungsmengen sowie periodisches Fasten dienen der Erhaltung eines hohen Enzymniveaus und fördern somit unsere Vitalität und Langlebigkeit. Insbesondere in den USA, wo es mehr als 80 Millionen übergewichtige Menschen gibt, stößt die Idee der freiwilligen Einschränkung auf wenig Begeisterung. In Nordamerika und Westeuropa stellt das Überessen häufig eine Ersatzbefriedigung dar. Durch Überessen lassen sich Sehnsucht nach Nähe und Sex ebenso unterdrücken wie Ärger, Einsamkeit oder das Gefühl, nicht geliebt zu werden. Es kann eine subtile Form des Selbstmissbrauchs und des allmählichen Selbstmordes sein. Das gewohnheitsmäßige Überessen ist mittlerweile eine der häufigsten und schädlichsten Süchte in den Industrieländern.

Enzympräparate

Neben der Rohkosternährung und der Vermeidung des Überessens sind auch Enzympräparate zur Erhöhung der körpereigenen Enzymvorräte geeignet. Seit 1949 dokumentieren zahlreiche Studien, dass die oral zugeführten Enzyme nicht nur im Verdauungstrakt aktiv werden, sondern auch die Enzymkonzentration des Blutes erhöhen. In einer Studie an Kaninchen, die mit roher Sojabohnenlipase gefüttert wurden, ließ sich eine Erhöhung des Blutlipasewertes feststellen. Dr. Peter Rothchild berichtet von einer Doppelblindstudie, in der die orale Aufnahme eines Weizensprossenkonzentrats zu einer 70- bis 90-prozentigen Zunahme des antioxidantisch wirksamen Enzyms Glutathionperoxidase im Blut führte. In einer ähnlichen mit Weizensprossenenzymen durchgeführten Studie verzeichnete Rothchild eine 40-prozentige Erhöhung des Superoxiddismutase-Wertes und eine 60-prozentige Steigerung der Katalase-Konzentration im Blut. Besonders bedeutsam ist die Erkenntnis, dass wir diese Enzyme über unseren Verdauungstrakt aufnehmen können und sich somit die Enzymspeicher unseres Körpers auffüllen lassen. Noch besser und billiger ist es, einem Enzymmangel durch den Verzehr von Rohkost vorzubeugen.

Lebendige, pflanzliche Verdauungsenzyme sind die besten Enzymergänzungspräparate. Sie sind in einem größeren pH-Spektrum aktiv als tierische Enzyme. Pflanzliche Enzyme werden bereits im Nahrungsenzymmagen, dem oberen Teil des Magens, aktiv. Zudem unterstützen sie im Dünndarm die Verdauungsvorgänge. Einer im *Journal of Clinical Nutrition* veröffentlichten Studie zufolge werden 70 Prozent der oral aufgenommenen pflanzlichen Amylase im Dünndarm aktiv. Aus all diesen Gründen empfehle ich die Einnahme von pflanzlichen Verdauungsenzympräpaten. Sie sind Produkten tierischer Herkunft vorzuziehen, die aus der Bauchspeicheldrüse von Schlachttieren gewonnen werden.

Tierische Enzyme wie Pepsin wirken nur in einem stark sauren Milieu. Trypsin wirkt nur bei einem leicht alkalischen pH-Wert, wie er im Dünndarm vorkommt. Pflanzliche Verdauungsenzyme wirken dagegen nahezu im gesamten Verdauungstrakt. Einige aus der Bauchspeicheldrüse von geschlachteten Tieren gewonnene Präparate besitzen eine Schutzschicht, die die Inaktivierung der Enzyme im Magen verhindert. Diese Enzymprodukte erhöhen sogar die Anforderungen an die Bauchspeicheldrüse, da diese erst einmal Enzyme absondern muss, um die Schutzschicht der Enzyme zu verdauen, bevor diese aktiv werden können. Das Pankreas kann seine Enzymkraft dadurch weder einsparen noch für andere Aufgaben zur Verfügung stellen. Pflanzliche Enzympräparate hingegen ermöglichen eine Regeneration der Bauchspeicheldrüse und erhöhen den Vorrat an körpereigenen Enzymen für eine Vielzahl von Stoffwechselaufgaben.

Auch der Verzehr selbst angebauter Weizenkörner dient der Erhöhung der körpereigenen Enzymvorräte. Weizenbeeren enthalten besonders viele antioxidantisch wirkende Enzyme.

Diese Antioxidantien neutralisieren zellschädigende freie Radikale. Wir leben in einer mittlerweile so stark vergifteten Umwelt, dass wir große Mengen an antioxidantischen Enzymen benötigen, um uns zu schützen. Einige Studien zeigen, dass die Konzentration antioxidantischer Enzyme im Blut konstant bleibt, sobald ein optimaler Wert erreicht wird. Auch durch eine beliebige Erhöhung der Dosis lässt sich der Wert nicht mehr beeinflussen. Dies deutet darauf hin, dass einige dieser Enzyme in andere vom Körper gerade benötigte Stoffwechselenzyme umgewandelt werden. Die Einnahme von Enzymergänzungspräparaten schützt somit vor freien Radikalen und erhöht die Enzymreserven des Organismus.

- Wenn Sie gekochte, bestrahlte oder im Mikrowellenherd zubereitete Nahrung essen, sollten Sie pflanzliche Enzymprodukte einnehmen, um den bei der Verarbeitung Ihrer Lebensmittel eingetretenen Enzymverlust teilweise auszugleichen. Dies ist jedoch keineswegs ein geeigneter Ersatz für einen hohen Rohkostanteil in der Ernährung.

- Auch Menschen, die trotz 90-prozentiger Rohkosternährung gesundheitliche Störungen aufweisen, profitieren von der Einnahme pflanzlicher Enzymprodukte.

- Alterungserscheinungen gehen mit einer abnehmenden Enzymreserve einher. Die Einnahme von Enzympräparaten füllt den körpereigenen Enzymspeicher und neutralisiert freie Radikale. Theoretisch müsste sich dadurch der Alterungsprozess verlangsamen lassen.

- Akute und chronische Krankheiten gehen häufig mit einem Enzymmangel einher, der durch die Einnahme pflanzlicher Enzyme aufgefangen werden kann. Meine klinische Erfahrung hat mich gelehrt, dass Enzymergänzungspräparate den Heilungsprozess beschleunigen.

- Enzymprodukte eignen sich insbesondere für Menschen, die unter Verdauungsstörungen, Dysfunktionen endokriner Drüsen, starken Blutzuckerschwankungen, Diabetes, Fettsucht, erhöhtem Cholesterinspiegel, Stress und arthritischen Entzündungen leiden. Dr. W. W. Oelgoetz konnte nachweisen, dass unvollständig verdaute Fett-, Eiweiß- und Kohlenhydratmoleküle ins Blut gelangen, wenn die Enzymwerte des Blutes unter eine kritische Schwelle absinken. Die durch die unvollständig verdauten Moleküle hervorgerufenen allergischen Erscheinungen verschwanden bei oraler Aufnahme von Lipase, Protease und Amylase. Offensichtlich stärkt die Einnahme pflanzlicher Enzyme das Immunsystem.

- Enzyme unterstützen den Entgiftungsprozess, indem sie den körpereigenen Vorrat an Stoffwechselenzymen erhöhen.

Menschen, die gesund sind, sich zu mindestens 80 Prozent von Rohkost ernähren und sich an den Prinzipien des Essener Lebensbaums orientieren, benötigen wahrscheinlich keine Enzymprodukte.

Trennkost

Trennkost erfreut sich in Vegetarierkreisen großer Beliebtheit. Man geht davon aus, dass manche Lebensmittelkombinationen die Verdauung behindern und zu Fäulnis- und Gärungsprozessen führen. Folgende Kombinationen gelten als ungünstig: Früchte und Gemüse; Früchte und Stärke; Früchte und Eiweiß; Stärke und Eiweiß; Einfachzucker, komplexe Kohlenhydrate und Eiweiß; Fett und Eiweiß; saure Früchte und Eiweiß; saure Früchte und Stärke; zwei verschiedene Arten konzentrierter Stärke; zwei verschiedene Arten konzentrierter Proteine; Milchprodukte oder Melonen und alle anderen Lebensmittel. Diesen Lebensmittelkombinationen wird nachgesagt, die Verdauung zu verzögern und große Enzymmengen zu verbrauchen. Allerdings empfinden viele Menschen die Regeln der Trennkost als zu kompliziert. Die Idee der richtigen Lebensmittelkombinationen ist keineswegs neu. Bereits im 2. Buch Mose (16,8) steht geschrieben:

> *„Weiter sprach Mose: Der Herr wird euch am Abend Fleisch zu essen geben und am Morgen Brots die Fülle."*

Dies kann man als Empfehlung interpretieren, Stärke und Eiweiß nicht in einer Mahlzeit zu essen. Nach dem koscheren Ernährungsprinzip der Thora soll man Fleisch und Milchprodukte nicht miteinander kombinieren.

Die der Trennkost zugrunde liegende Theorie besagt, dass die verschiedenen Lebensmittel bei der Verdauung unterschiedlicher Enzymsekretionen und pH-Werte bedürfen. Außerdem haben sie unterschiedlich lange Verdauungszeiten. Anhänger der Trennkost gehen davon aus, dass die Verdauung von Früchten in basischem Milieu stattfindet. Angeblich werden dadurch die für die Eiweißverdauung notwendigen Säuren neutralisiert. Die Schlussfolgerung daraus lautet, die Kombination von Früchten und Eiweiß sei ungünstig. Außerdem werden Früchte schneller verdaut als Eiweiß. Wenn sie durch die langsamere Proteinverdauung aufgehalten werden, kann es zu Fermentationsprozessen kommen. Früchte und Gemüse gelten als unvereinbar, da sich die für ihre jeweilige Verdauung benötigten Enzyme angeblich gegenseitig neutralisieren.

Die Erfahrungen mit der Rohkost weisen auf einige Ungereimtheiten bei der Trennkost hin. Zunächst einmal enthalten rohe Lebensmittel Enzyme, die einen Großteil der Verdauungsarbeit bereits im Nahrungsenzymmagen verrichten. Dadurch verliert das Konzept der für verschiedene Lebensmittel unterschiedlichen Enzymsekretionen an Bedeutung. Im oberen Teil des Magens, dem Nahrungsenzymmagen, wirken ausschließlich die im Speichel und in den Lebensmitteln vorkommenden Enzyme. Es ist eine gesicherte Tatsache, dass jedes rohe Lebensmittel eine Kombination genau jener Enzyme enthält, die für die Verdauung dieses Produkts benötigt werden. Zum Beispiel enthalten Samen, die vorwiegend aus Ölen und Eiweiß bestehen, ausreichende Mengen an Lipasen und Proteasen für die Fett- bzw. Eiweißverdauung. Amylase kommt in Samen kaum vor, da ihr Kohlenhydratgehalt gering ist.

Außerdem gibt es im Hinblick auf die Verdauung zwei funktionell getrennte Magenabschnitte. Im unteren Teil findet überwiegend die Eiweißverdauung statt, und der obere Abschnitt ist der Nahrungsenzymmagen, in welchem die in rohen Lebensmitteln enthaltenen fett-, eiweiß- und kohlenhydrataufspaltenden Enzyme aktiv werden. Unser Magen ist nicht bloß ein Sack, in den allerlei miteinander konkurrierende Enzyme hineingeschüttet werden. Im Nahrungsenzymmagen liegt der pH-Wert zwischen 5 und 6. In diesem Milieu sind alle in der pflanzlichen Nahrung vorkommenden Enzymgruppen aktiv, und kein Enzym wird durch ein anderes neutralisiert.

Des Weiteren gilt es, die „vorverdauten" Lebensmittel zu berücksichtigen. Zu dieser Vorverdauung kommt es durch das Einweichen oder Keimen von Nüssen, Samen und Getreiden. Dabei werden die Enzyminhibitoren, Phytate und Oxalate neutralisiert und innerhalb von 6 bis 24 Stunden buchstäblich ausgeschwemmt. Während des Einweichens werden komplexe Kohlenhydrate in einfache Zucker, Öle in freie Fettsäuren und Eiweiße in freie Aminosäuren zerlegt. In dieser vorverdauten Form sind Lebensmittel wesentlich leichter aufzunehmen. Weitere Beispiele für leicht verwertbare vorverdaute Lebensmittel sind: rohe, eingeweichte und gekeimte Samen, Nüsse, Getreide und Hülsenfrüchte; Blütenpollen; rohe fermentierte Produkte aus Nüssen und Samen; fermentierte Produkte wie Sauerkraut, Miso und Tempeh. Außer den gekochten Miso und Tempeh lassen sich all diese rohen Lebensmittel hervorragend mit anderen Lebensmitteln, einschließlich Früchten, kombinieren.

Insbesondere für Hypoglykämiker ist die Kombination von Eiweiß und Früchten wichtig. Viele meiner unter Hypoglykämie leidenden Patienten geraten aus dem Gleichgewicht, wenn sie morgens nur Früchte essen. Durch das Hinzufügen von vorverdauten ganzen oder pürierten Nüssen und Samen lässt sich der Blutzucker leichter stabilisieren. Auch viele meiner Patienten, die unter Verdauungsstörungen oder Mangelzuständen litten, erfuhren durch den regelmäßigen Verzehr vorverdauter Proteine eine Besserung.

Nahrungsenzyme werden im stark sauren, unteren Teil des Magens nicht zerstört, sondern lediglich vorübergehend inaktiviert. Im alkalischen Milieu des Dünndarms nehmen sie ihre Tätigkeit wieder auf. Sie werden weder von Säuren noch von den alkalischen Verdauungssäften der Bauchspeicheldrüse neutralisiert und bleiben somit während der gesamten Verdauung aktiv.

Das Konzept der Trennkost lehne ich keineswegs grundsätzlich ab. Bei überwiegender Rohkosternährung verlieren die Lebensmittelkombinationen jedoch an Bedeutung. Lassen Sie sich von den teilweise hoch komplizierten Theorien nicht verwirren. Wenn Sie stur den vorgegebenen Kombinationstabellen folgen, ist der Frust vorprogrammiert. Vertrauen Sie auf die Natur und Ihre eigene Intuition. Wir Menschen haben die bemerkenswerte Fähigkeit, genau das in unserem Leben entstehen zu lassen, was wir erwarten. Die Trennkostdogmen sollten Sie nicht überbewerten. Bewahren Sie sich die Freude am Essen.

Sinnvolle Lebensmittelkombinationen

Die einfachste Regel der Trennkost besagt, Lebensmittel in einer Kombination zu essen, die von uns als leicht verdaulich empfunden wird. Das Essen sollte unsere Lebensenergie fördern und unsere Enzymreserve erhöhen. Je mehr rohe und vorverdaute Produkte wir essen, umso weniger müssen wir uns um die richtigen Lebensmittelkombinationen Gedanken machen. Selbst wenn wir uns nur von einem einzigen Lebensmittel ernähren, können Verdauungsschwierigkeiten auftreten. Das Überessen führt immer zu einer Überlastung des Verdauungstrakts, egal wie viele verschiedene Lebensmittel wir essen.

Als ich in Indien lebte, aß ich nur geringe Nahrungsmengen. Etwa vier Stunden nach dem Aufstehen verzehrte ich rohes Tahini mit Bananen auf einem Chapati (einem flachen Vollkornbrot). Aus Sicht der Trennkost war dies die denkbar ungünstigste Kombination: Obst, Eiweiß und Stärke. Aufgrund der geringen Essmengen hatte ich jedoch nie Verdauungsprobleme. Wenn wir hingegen unter Stress oder Zeitdruck essen, können leicht Beschwerden auftreten. Insbesondere Personen vom Pitta-Typ haben eine starke Verdauung. Bei Pittas haben selbst ungünstige Lebensmittelkombinationen nur selten Verdauungsstörungen zur Folge. Je empfindlicher die Verdauungsorgane, umso größer wird die Bedeutung der richtigen Speisenkombinationen. Da wir individuelle Dispositionen aufweisen, können Trennkosttabellen nie ganz befriedigend sein. Experimentieren Sie mit Ihrer Ernährung und finden Sie heraus, welche Lebensmittelkombinationen für Sie persönlich gut geeignet sind. Die Trennkostkonzepte können dabei als grobe Richtlinien dienen.

Es gibt Kombinationen von Speisen, insbesondere von gekochten Nahrungsmitteln, die Gärungs- und Fäulnisprozesse begünstigen: Milch mit Fleisch, Eiweiß mit Stärke, Früchte mit Gemüse sowie Melonen mit jeglichen anderen Lebensmitteln. Auch wenn zu viele verschiedene Lebensmittel einer Gruppe, zum Beispiel zu viele verschiedene Obstsorten, in einer Mahlzeit genossen werden, kann es zu Verdauungsstörungen kommen.

Papayas und Zitronen vertragen sich mit nahezu allen Lebensmitteln. Avocados eignen sich sowohl in Kombination mit Früchten als auch mit Gemüsen. Besonders leicht verdaulich sind vorverdaute Proteine in Verbindung mit Gemüsen oder süßen und leicht säuerlichen Früchten. Auch gekeimte Getreide mit Gemüse oder Eiweiß mit Gemüse sind bekömmliche Lebensmittelkombinationen.

Ebenso wichtig ist, wann Sie essen. Wenn Sie Durst haben, können Sie zu den Mahlzeiten etwas Wasser trinken. Trinken Sie jedoch nicht zu viel, da Sie sonst die Verdauungssäfte verdünnen und den Verdauungsprozess beeinträchtigen. Ideal wäre, 20 bis 30 Minuten vor den Mahlzeiten zu trinken. Wenn Sie gern Desserts essen, empfiehlt sich ein aus Früchten bestehender Nachtisch ein bis zwei Stunden nach dem Hauptgang. Bei einer Salat und Eiweiß enthaltenden Mahlzeit ist es laut Paavo Airola am günstigsten, den Salat entweder gleichzeitig oder nach dem Verzehr des Proteins zu verzehren. Wird der Salat vor der eiweißreichen Speise genossen, verhindern die Ballaststoffe, dass die Salzsäure auf die Proteine einwirkt.

Am leichtesten können Sie feststellen, ob Sie Ihre Lebensmittel richtig kombinieren, indem Sie beobachten, wie Sie sich nach dem Essen fühlen. Wenn Sie häufig unter Blähungen, Völlegefühl, Übelkeit oder Verstopfung leiden und nach den Mahlzeiten müde werden, sollten Sie Ihre Lebensmittelkombinationen überprüfen und insgesamt weniger essen.

Im *Friedensevangelium der Essener* (Seite 55) spricht Jesus:

> *„Seid deshalb vorsichtig und verunreinigt euren Körper nicht mit allen Arten von Abscheulichkeiten. Seid mit zwei oder drei Nahrungsarten zufrieden, die ihr immer auf dem Tisch unserer Erdenmutter finden werdet. Und begehrt nicht, alle Dinge zu verzehren, die ihr überall seht. Denn wahrlich, ich sage euch, wenn ihr alle Arten von Nahrung in eurem Körper vermischt, dann wird der Friede eures Körpers aufhören, und ein endloser Krieg wird in euch wüten."*

Wenn der Darm mit übermäßigen Gasmengen gefüllt ist, beeinträchtigt dies die Wahrnehmung der kosmischen Energien. In der Meditation lässt sich nur schwerlich innerer Frieden finden, wenn die Verdauungsorgane überlastet sind. In den USA ist das bei Verdauungsstörungen eingesetzte Medikament *Tagamet* das meistverkaufte Arzneimittel. Daraus können wir schließen, dass sich die meisten Menschen überhaupt nicht darum kümmern, was, wie und wie viel sie essen. Leider erschweren Fehlinformationen der Nahrungsmittelindustrie und ungenügende Aufklärung in den Schulen den Übergang zu einem gesünderen Essverhalten. Viele Menschen glauben noch an die jahrzehntelang gelehrten, mittlerweile jedoch längst überholten Ernährungsrichtlinien, die Fleisch und Milchprodukte als besonders wertvoll darstellen. Wenn wir uns überwiegend von Rohkost ernähren und angemessene Nahrungsmengen essen, können wir auf verdauungsfördernde Medikamente zum Dessert verzichten. Je mehr wir im Einklang mit den Naturgesetzen leben, umso einfacher wird unsere Ernährung. Vertrauen Sie Ihren eigenen Erfahrungen!

- Kaufen Sie für sich und Ihre Familie frische Lebensmittel!
- Bevorzugen Sie Produkte aus kontrolliert biologischem Anbau.
- Riechen Sie an den Lebensmitteln und fühlen Sie die Lebendigkeit Ihrer Nahrung.
- Wenn Sie frische, lebendige Nahrung genießen, werden Sie sich immer weniger nach zerkochten, frittierten, fettigen, schweren Speisen sehnen.

8

Rohkost ist ein Geschenk der Natur

Rohe Lebensmittel stellen die natürlichste Nahrung dar. Sie sind Gottes Geschenk. Wir können sie nicht verbessern, indem wir sie verändern oder verarbeiten. Wenn wir rohe, frische Lebensmittel manipulieren, zerstören wir ihre SOEFs und beeinträchtigen ihre bioelektrische Energie. Bei der Verarbeitung von natürlichen Lebensmitteln gehen Nähr- und Vitalstoffe ebenso verloren wie immunstärkende Qualitäten und Enzyme. Wie bei der Brandrodung des tropischen Regenwalds werden auch beim Kochen der Lebensmittel viele Substanzen zerstört, die wir noch gar nicht kennen. In diesem Kapitel werden wir uns mit der jahrtausendealten Tradition der Rohkosternährung beschäftigen. Sie werden die Lebensmitteleinteilung kennenlernen und viel über gesundheitsschädigende Substanzen in der Nahrung erfahren. Sie werden erkennen, welche enorme Bedeutung ein hoher Rohkostanteil in der Ernährung hat.

Der lebensnotwendige Vorgang der Ernährung beginnt mit dem Stillen im Säuglingsalter. Im Kindesalter wird die Brust der leiblichen Mutter durch die Brust von Mutter Natur ersetzt. Aus den Gaben der Natur beziehen wir unsere Lebensenergie. Frische, lebendige Lebensmittel verfügen über das höchste und wohlstrukturierteste Energiepotenzial. Sie sind somit die gesündeste Nahrung auf der physischen Ebene. Rohe Lebensmittel versorgen unsere körpereigenen subtilen organisierenden Energiefelder (SOEFs) mit der nötigen Energie. Stark verarbeitete, denaturierte Nahrung liefert uns kaum feinstoffliche Energie und beeinträchtigt die Struktur unserer SOEFs. Um minderwertige Nahrungsmittel verwerten zu können, muss unser Organismus seine eigenen SOEF-Reserven angreifen. Der ständige Verzehr stark verarbeiteter Nahrung erschöpft allmählich diesen Vorrat und beschleunigt den Alterungsprozess.

Die gesundheitsfördernde Wirkung der Rohkost wurde in den letzten 100 Jahren zunehmend von Medizinern erkannt. In der Bircher-Benner-Klinik in Zürich wurde im Jahre 1897 damit begonnen, die Patienten mit Rohkost zu behandeln. Ihr Gründer, der berühmte Arzt Dr. Max Bircher-Benner, stieß in seinen Selbstversuchen auf den überragenden gesundheitlichen Wert frischer, roher Lebensmittel. Durch Rohkost heilte er seine Gelbsucht und seine Appetitlosigkeit. Kurze Zeit darauf behandelte Bircher-Benner einen Patienten, der überhaupt keine Nahrung mehr verdauen konnte. Bei diesem Mann stellte sich ein rapider gesundheitlicher Verfall ein. Bircher-Benner entdeckte in den Schriften des Pythagoras, dass dieser bereits im Jahre 500 v. Chr. Verdauungsbeschwerden mit Rohkost behandelte. Bircher-Benner verordnete seinem Patienten die von Pythagoras empfohlene Ernährung. Schon bald darauf war der Mann vollständig geheilt.

Dies ist deswegen so bemerkenswert, weil manche Mediziner auch heute noch den Mythos am Leben erhalten, Rohkost sei schwer verdaulich.

Rohe Lebensmittel sind jedoch wesentlich leichter zu verdauen als gekochte Speisen, da sie noch über eigene Enzyme verfügen, die unsere Verdauungsorgane entlasten. Patienten mit Verdauungsbeschwerden verordne ich in vielen Fällen zunächst rohe pürierte Lebensmittel. Der Erfolg dieser Therapie spricht für sich. Rohkost hat durch ihren Enzymreichtum bei Verdauungsstörungen eine besonders heilsame Wirkung. Bircher-Benner setzte seine Ernährungsexperimente nach diesem ersten spektakulären Fall fort. Er fand, dass Rohkosternährung bei allen Krankheiten den Heilungsprozess fördert, und setzte sie als Basistherapie in der von ihm gegründeten Klinik ein. Bircher-Benner erkannte den Zusammenhang zwischen dem Verzehr stark verarbeiteter Nahrung und dem Auftreten chronisch-degenerativer Erkrankungen. Den enormen Anstieg der Krankheitshäufigkeit in den westlichen Industrienationen sah er in der Abkehr von einer mit den Naturgesetzen in Einklang stehenden Lebens- und Ernährungsweise begründet. Bircher-Benner schrieb:

> *„Wir werden von einer Vielzahl unheilbarer Krankheiten bedroht, die wie eine dunkle Wolke über unserem Leben schwebt. Diese Last werden wir erst los, wenn wir wieder zu den grundlegenden Gesetzen des Lebens zurückfinden."*

Zu Beginn dieses Jahrhunderts entdeckte ein weiterer berühmter Arzt die Heilkraft der Rohkosternährung: Max Gerson. Nachdem Gerson seine langjährige Migräne durch den Verzehr roher Lebensmittel geheilt hatte, integrierte er diese Ernährung in seine ärztliche Tätigkeit. Selbst bei als unheilbar eingeschätzten Krankheiten wie Lupus konnte er erstaunliche Erfolge erzielen. Gerson behandelte die unterschiedlichsten Leiden mit rohen Lebensmitteln und frischen, unerhitzten Säften.

Laut Gerson versetzt die Rohkost Körper und Geist in die Lage, sich selbst zu heilen. Im Jahre 1928 konnte er auf diese Weise die an Tuberkulose erkrankte Frau Albert Schweitzers heilen. Schweitzer selbst konnte durch die von Gerson empfohlene Rohkosternährung seinen Diabetes kontrollieren. Nach einiger Zeit benötigte er erstaunlicherweise keine Insulinspritzen mehr.

Dr. Gerson erkannte, dass durch den hohen Kaliumgehalt der Rohkost das richtige Verhältnis zwischen Natrium und Kalium im Körper entsteht. Daraus resultieren eine Verbesserung der Zellatmung und eine Stärkung des Immunsystems. Gerson begann damit, seinen Krebspatienten Rohkost zu verordnen. Seine Erfahrungen in der Krebstherapie fasste er in dem 1958 veröffentlichten Buch *Eine Krebs-Therapie. Ergebnisse aus 50 Fällen* zusammen. Gerson gründete eine Krebsklinik in Mexiko, in der die Rohkost die Therapiegrundlage darstellt. Die sehr erfolgreiche Klinik steht mittlerweile unter der Leitung seiner Tochter Charlotte Gerson.

Viele erfolgreiche europäische Ärzte und Klinken betrachten die Rohkosternährung als optimale Grundlage für den Heilungsprozess. Sieben Jahre lang lernte ich bei dem Ernährungsforscher Paavo Airola. Zur Behandlung von Krankheiten und als Heilnahrung empfahl Airola eine hundertprozentige Rohkosternährung. Als Dauerernährung und als krankheitsvorbeugende Maßnahme empfahl er einen Rohkostanteil von mindestens 80 Prozent. Meine persönlichen und meine klinischen Erfahrungen lehrten mich, dass nach zwei Jahren 80-prozentiger Rohkosternährung das Immunsystem so leistungsstark wird, dass Erkältungskrankheiten und virale Infekte fortan ausbleiben.

Als ich mich auf Rohkost umstellte, fühlte sich mein Körper zunächst etwas kälter an. Doch bereits im zweiten Jahr hatte ich stets ein angenehm warmes Körperempfinden. Mittlerweile gehe ich sogar vor Sonnenaufgang barfuß in den Frost hinaus, um mit den irdischen und kosmischen Kräften zu kommunizieren. Als ich noch überwiegend Gekochtes aß, wäre ich dazu niemals in der Lage gewesen. In Anchorage, Alaska, wurden mir diese Erfahrungen bestätigt. Die Inhaber des Rohkostrestaurants *Enzyme Express,* die sich von reiner Rohkost ernähren, fühlen sich selbst in den eisigen Wintern Alaskas angenehm warm. Offensichtlich verbessert Rohkost die Kältetoleranz. Allerdings kommt es erst nach einigen Jahren Rohkosternährung zu diesen Erscheinungen.

Die spürbare Verbesserung von Gesundheit und Leistungsfähigkeit durch Rohkost wird durch die während der Ernährungsumstellung auftretenden leichten Heilungskrisen verzögert. In der ersten Phase werden die meisten Menschen empfindlicher und anfälliger gegen Umwelteinflüsse, da der Körper seine Energien nach innen richtet, um sich zu reinigen und zu heilen. Nachdem diese Phase beendet ist, kommt es zu einer merklichen Steigerung der Vitalität und der Immunkraft. Unabhängig vom Konstitutionstyp führt diese erhöhte Lebensenergie zu einer abnehmenden Krankheitsanfälligkeit. Auch Umwelteinflüsse wie extrem kaltes Wetter werden nunmehr mühelos toleriert. Sogar bei Temperaturen knapp über dem Gefrierpunkt gehe ich ohne Jacke in der Natur spazieren. Bevor ich mich 1983 auf Rohkost umstellte, war ich die reinste Frostbeule.

Viele Ärzte, die große Erfolge mit der Ernährungstherapie erzielten, erkannten den Wert der Rohkost zunächst in ihrem eigenen Leben. Die dänische Ärztin Kristine Nolfi ernährte sich von Rohkost, um ihren Brustkrebs zu behandeln. Nachdem sie sich selbst und viele ihrer Patienten durch die Umstellung auf rohe Lebensmittel geheilt hatte, gründete sie das Humlegaarden-Sanatorium. Als ich in Schweden Vorträge hielt, besuchte ich Dr. Aly, den Leiter einer berühmten Heilklinik. Seit vielen Jahren erzielt er mit seiner auf Fasten und Rohkost basierenden Behandlungsmethode große Erfolge.

In den USA wurde die Rohkosternährung insbesondere durch Ann Wigmore populär. Ihre Anhänger gründeten eine

Reihe von Rohkostzentren in verschiedenen US-Bundesstaaten. Einer ihrer wichtigsten Schüler war Viktoras Kulvinskas, der mit Büchern und Ernährungs- und Fastenseminaren bekannt wurde. Dr. Paul Bragg war einer der ersten Rohkostpioniere, die die Bevölkerung anhielten, zu einer Lebensweise im Einklang mit der Natur zurückzufinden. Bragg führte seinen selbst in hohem Alter beeindruckenden Gesundheitszustand auf eine zu 80 Prozent aus Rohkost bestehende Ernährung und regelmäßige Fastenkuren zurück. Erst im Alter von 96 Jahren starb Bragg bei einem Schwimmunfall. Dr. Norman Walker, ein weiterer berühmter Vertreter der amerikanischen Rohkosternährung, wurde 108 Jahre alt. Walker ernährte sich fast ausschließlich von Rohkost und frischen Säften.

Einer der wichtigsten Ernährungsexperten des 20. Jahrhunderts war Edmond Bordeaux Szekely. Szekely übersetzte unter anderem das *Friedensevangelium der Essener* und verbreitete die Lehren der Essener in Westeuropa und Nordamerika. Von 1937 bis 1970 behandelte er in seiner mexikanischen Klinik *Rancho La Puerta* 123 600 Menschen mit Rohkost. Etwa 17 Prozent seiner Patienten wurden von der traditionellen Medizin als „unheilbar" krank eingestuft. Mehr als 90 Prozent von Szekelys Patienten konnten vollständig geheilt werden. Bei seinen Behandlungsmethoden orientierte sich Szekely an den jüdisch-christlichen Heiltraditionen der letzten 2000 Jahre. Die Essener, die bereits in den drei Jahrhunderten vor Christi Geburt in Gemeinschaften lebten, ernährten sich den Überlieferungen zufolge fast ausschließlich von Rohkost. Historiker berichteten von einer bei den Essenern üblichen Lebenserwartung von 120 Jahren.

Auf der Grundlage der Essenerlehren und eigener klinischer Erfahrungen teilte Szekely die Lebensmittel in verschiedene Gruppen ein. Die sonst übliche Einteilung der Nährstoffe in Eiweiß, Fett und Kohlenhydrate ließ er dabei außer Acht. Vielmehr orientierte sich Szekely an den energetischen und physiologischen Wirkungen der Lebensmittel.

Nahrung, die eine hohe Lebenskraft aufweist und die menschliche Lebensenergie steigert, bezeichnete Szekely als biogen. Biogene Lebensmittel fördern die Struktur der subtilen organisierenden Energiefelder (SOEFs) auf jeder Ebene. Sie können entropische Prozesse und Alterungserscheinungen umkehren und somit den Körper regelrecht verjüngen. Biogene Lebensmittel sind reich an Enzymen und regenerieren alle Zellen und Gewebe des Organismus.

Die zweite Kategorie besteht aus der bioaktiven Nahrung. Diese Lebensmittel erhalten und unterstützen die bereits vorhandene Lebenskraft. Bioaktive Lebensmittel sind zum Beispiel frische, rohe Früchte und Gemüse. Ihr Gehalt an Enzymen und Lebensenergie ist geringer als jener von biogenen Produkten. Dennoch fördern auch sie die Gesundheit und Vitalität des Körpers.

Die nächste Gruppe bilden die biostatischen Nahrungsmittel. Hierzu gehören gekochte Produkte, die kurzfristig positiv wirken können, jedoch langfristig die Lebenskraft des Organismus schwächen. Um diese Lebensmittel verwerten zu können, müssen ihre SOEF-Strukturen reaktiviert werden. Dazu greift der Körper seine eigenen SOEF-Reserven an. Dadurch geht dem Organismus allmählich immer mehr Lebensenergie verloren. Biostatische Nahrungsmittel sind gekochte oder leicht verarbeitete sowie rohe, aber nicht mehr frische Produkte.

Die vierte Kategorie besteht aus den bioziden (stark verarbeiteter) Nahrungsmitteln. Hierbei handelt es sich um gesundheitsschädliche Produkte, die die körpereigenen SOEF-Vorräte erschöpfen. Biozide Nahrung ist stark verarbeitet und enthält unnatürliche Zusätze und Konservierungsmittel. Fast Food ist ein klassisches Beispiel. Auch alle gekochten Fleischprodukte gehören in diese Kategorie, da sie, wenn sie nicht unmittelbar nach dem Schlachten verzehrt werden, enorm reich an Fäulnisbakterien und deren teilweise hochgiftigen Stoffwechselprodukten sind.

Mutter Natur bietet uns eine beachtliche Vielfalt gesunder

Lebensmittel. Entscheiden Sie sich für lebensfördernde Nahrung, die Ihren Körper regeneriert und verjüngt. Diese Wirkung besitzen nur die biogenen und bioaktiven Lebensmittel. Obwohl diese Erkenntnisse durch eine Vielzahl wissenschaftlicher Studien gesichert sind, ernährt sich der überwiegende Teil der Bevölkerung nach wie vor von krank machenden Produkten. Natürlich ist es nicht einfach, sich von lieb gewonnenen Essgewohnheiten und gesellschaftlichen Normen zu trennen. Wenn Sie diesen Schritt dennoch wagen, werden Sie mit einer enormen Steigerung Ihres Wohlbefindens und Ihrer Lebensenergie belohnt.

Laut Paavo Airola ist bei der Umstellung auf Rohkost wichtig, welche Lebensmittel von unseren Eltern, Großeltern und Vorfahren gegessen wurden und welchen genetischen Hintergrund wir haben. Mitunter taucht die Frage auf, ob Menschen aus Regionen, in denen traditionell kaum Rohkost gegessen wurde, sich ebenfalls auf rohe Lebensmittel umstellten sollten. In Ostindien, China und Japan wird seit Jahrtausenden die Nahrung überwiegend gekocht verzehrt. Das Kochen soll auch krankheitserregende Parasiten, Bakterien und Amöben abtöten. Selbst wenn es ungewohnt sein mag und einer größeren Anpassung bedarf, profitieren diese Menschen genauso von einer allmählichen Erhöhung des Rohkostanteils wie Europäer oder Amerikaner.

In Indien ist der Vegetarismus seit je weit verbreitet. Ebenso hat es immer wieder Inder gegeben, die nur extrem wenig Nahrung zu sich nahmen oder sich ausschließlich von Rohkost ernährten. Der berühmte Shivapuri Baba wurde 1826 geboren und verließ seinen Körper 1963 im Alter von 137 Jahren. Nachdem er 30 Jahre lang im Wald nur von Wurzeln und Knollen gelebt hatte, begann er im Alter von 50 Jahren eine 35-jährige Wanderschaft, die ihn in viele Länder der Erde führte. Er traf bedeutende Persönlichkeiten aus Religion, Kultur und Politik. Vier Jahre verbrachte er bei Königin Viktoria in England. Es heißt, Shivapuri Baba habe bis wenige Jahre vor seinem Tod ausschließlich Rohkost gegessen. In seinen letzten Lebensjahren aß er auch die von seinen Gästen mitgebrachte gekochte Nahrung. Diese Ernährungsumstellung soll zu einem merklichen Vitalitätsverlust und deutlichen Alterungserscheinungen geführt haben. Seine geistige Klarheit war jedoch bis an sein Lebensende ungetrübt.

Satya Sai Baba ist einer der wenigen spirituellen Lehrer Indiens, der sich über die kulturellen Gepflogenheiten seines Landes hinwegsetzt und Rohkosternährung empfiehlt:

> *„Im Gegensatz zu allen anderen Lebewesen kocht und verarbeitet nur der Mensch seine Nahrung. Aus einem gepflanzten Samen erblüht das Leben … doch das Kochen zerstört Leben … Nur der Mensch wird von unzähligen Krankheiten heimgesucht … da er seine Nahrung nicht in ihrem natürlichen, von Gott gegebenen Zustand verzehrt. Der Mensch ist das Opfer seiner Gaumenfreuden. Er verändert die Nahrungsmittel der Natur, um sie seinem Geschmack anzupassen, und beraubt sie damit ihrer Lebensenergie. Da der Mensch die Lebenskraft in seiner Nahrung zerstört, wird er immer krankheitsanfälliger. Würde sich der Mensch wieder auf naturbelassene Lebensmittel besinnen, bliebe er von Krankheiten verschont."*

Gekochte Nahrung ist minderwertig

Viele Studien belegen, dass beim Kochen ein hoher Prozentsatz der Nähr- und Vitalstoffe zerstört wird. Viktoras Kulvinskas schätzt diese Verluste auf 80 Prozent. Mehr als 50 Prozent der B-Vitamine werden durch das Kochen zerstört. Die Thiamin(Vitamin-B_1)-Verluste belaufen sich auf bis zu 96 Prozent. Folsäure wird bis zu 97 Prozent und Biotin bis zu 72 Prozent zerstört. Die Vitamin-C-Verluste liegen zwischen 70 und 80 Prozent. Studien des Max-Planck-Instituts für Ernährungsforschung zufolge mindert das Kochen die biologische Verwertbarkeit des Eiweißgehalts um 50 Prozent. Durch das Kochen werden Eiweiße in Substanzen umgewandelt, welche die Zellfunktionen stören, den Alterungsprozess beschleunigen und die Krankheitsanfälligkeit erhöhen. Bioaktive Komplexe aus Mineralien und Eiweißen gerinnen beim Kochen. Daraus resultiert eine Verschlechterung der Mineralstoffaufnahme. So kann das in pasteurisierter Milch vorkommende Kalzium nur zu einem geringen Prozentsatz verwertet werden. Das Kochen beeinträchtigt die DNS- und RNS-Struktur, zerstört den ernährungsphysiologischen Wert der Fette und lässt krebserregende und erbgutverändernde Strukturen sowie freie Radikale in den Fetten entstehen.

Laut Dr. William Neusome, einem für das kanadische Gesundheitsministerium tätigen Ernährungsforscher, wandelt das Kochen bestimmte Fungizide in krebserregende Verbindungen um. Wir können bei dem hohen Gehalt der in unserer Nahrung vorkommenden Pestizide, Herbizide und Zusatzstoffe davon ausgehen, dass einige dieser Substanzen beim Kochen in krebserregende oder erbgutverändernde Verbindungen treten. Das Kochen birgt eine Vielzahl bislang noch kaum überschaubarer Risiken in sich.

Auch beim Erhitzen biologisch angebauter Lebensmittel kommt es häufig zu leicht angebrannten Stellen, die eine erbgutschädigende Wirkung haben. Einige der in gekochtem Eiweiß enthaltenen Substanzen wurden in isolierter Form an Tiere verfüttert und erwiesen sich als krebserregend. Beim Kochen kommt es zu einer chemischen Reaktion zwischen Zucker und Aminosäuren. Daraus resultiert die charakteristische Bräunung gekochter Nahrungsmittel. Die braune Kruste von Brot oder Toast enthält erbgutverändernde Substanzen.

Warum sollten wir danach streben, die Geschenke von Mutter Natur zu verändern? Den gesundheitlichen Wert naturbelassener Lebensmittel können wir durch unsere Zubereitung nur verschlechtern. Die meisten Menschen der westlichen Welt ernähren sich mittlerweile fast ausschließlich von minderwertiger Nahrung. Die Botschaft Jesu aus dem *Friedensevangelium der Essener* lautet:

> *„Denn wahrlich, ich sage euch, lebt nur durch das Feuer des Lebens und bereitet eure Speisen nicht mit dem Feuer des Todes, das eure Nahrung tötet, eure Körper und eure Seelen auch."*

Die Bioelektrizität lebendiger Nahrung

Das elektrische Potenzial unserer Gewebe und Zellen ist ein Gradmesser für die Lebendigkeit unserer Zellen. Frische Rohkost erhöht das elektrische Potenzial der Zellen. Sie maximiert das elektrische Potenzial innerhalb und außerhalb der Zellen sowie zwischen den Zellen und der elektrischen Ladung der Kapillaren. Das ideale mikroelektrische Potenzial verleiht den Zellen die Kraft, sich von Giftstoffen zu befreien. Außerdem wird die Fähigkeit der Zellen gefördert, selektiv die von ihnen benötigten Nähr- und Vitalstoffe sowie Sauerstoff aufzunehmen. In meinem Buch *Ganzheitliche Ernährung und ihre spirituelle Dimension* beschreibe ich detailliert, wie dies auf elektromagnetischer Ebene funktioniert. Verschiedene Studien belegen, dass Krankheiten diese Fähigkeit zur Selektion mindern. Dadurch gelangen wichtige Stoffe nicht mehr in die Zelle hinein, und Stoffwechselendprodukte können nicht mehr so leicht ausgeschieden werden. Der Giftstoffgehalt der Zelle steigt, und der Zellstoffwechsel wird empfindlich gestört. Die Zellmembranen der für den Stoffaustausch verantwortlichen Gewebs- und Kapillarzellen werden zunehmend schwächer.

Bei vielen Menschen, die sich ausgelaugt und leistungsschwach fühlen, können Ärzte keinerlei Krankheitsanzeichen feststellen. Alle Laborwerte liegen im Normalbereich. Aus diesem Grund kommt dem elektrischen Potenzial der Zellen eine so große Bedeutung zu. Ein vermindertes elektrisches Potenzial ist der Vorbote einer Krankheit, die sich erst in Monaten oder Jahren klinisch manifestiert. Diese Menschen befinden sich irgendwo zwischen Gesundheit und Krankheit.

Professor Hans Eppinger junior, ehemaliger Direktor der Klinik für Innere Krankheiten am Allgemeinen Krankenhaus in Wien, erbrachte den wissenschaftlichen Beweis, dass Rohkosternährung das mikroelektrische Potenzial der Körperzellen erhöht. Dadurch wird laut Eppinger die selektive Aufnahme von Sauerstoff, Nähr- und Vitalstoffen ebenso gefördert wie die gezielte Ausscheidung von Giftstoffen. Eppingers Studien zufolge können bei deutlichen Zelldegenerationserscheinungen allein frische, rohe Lebensmittel das mikroelektrische Potenzial der Gewebe wiederherstellen. Diese Erkenntnisse bestätigen die Forschungsergebnisse von Professor Kollath, denen zufolge nach dem Auftreten von Krankheitsanzeichen nur die Rohkost einen optimalen Gesundheitszustand herbeizuführen vermag, während die Verabreichung hoch dosierter Vitamin- und Mineralstoffpräparate wirkungslos bleibt. In meiner ärztlichen Praxis beobachte ich seit mehr als 20 Jahren, dass frische, naturbelassene Lebensmittel die Zellfunktion und das elektrische Potenzial des Organismus auf einzigartige Weise unterstützen. Indem sie das elektrische Potenzial unserer Zellen erhöhen, stärken rohe Lebensmittel die Lebenskraft und die Gesundheit unseres Körpers. Die Rohkosternährung ist die natürlichste und praktischste Heilmethode. Sie ermöglicht uns ein Leben im Einklang mit den Naturgesetzen.

Die Wirkung der Nahrung auf das bioelektrische Potenzial unseres Organismus lässt sich durch die Kirlian-Fotografie dokumentieren. Harry Oldfield und Roger Coghill haben mithilfe von Kirlian-Fotografien in ihrem Buch *The Dark Side of the Brain* zeigen können, wie die alle Lebewesen umgebenden elektrolumineszierenden Strahlungsfelder durch koronale Entladungen erzeugt werden. Es wird angenommen, dass auf den Aufnahmen die elektrische Leitfähigkeit der Hautzellen zu sehen ist, die von der zellulären Strahlung aller Körperzellen beeinflusst wird. Aus der Sicht meiner SOEF-Theorie ist die Stärke dieser Felder ein Gradmesser für die Gesundheit der Zellen. Laut Oldfield und Coghill erhalten diese elektrischen Felder die Integrität des biologischen Systems. Je mehr Energie diesen Feldern zur Verfügung steht, umso besser können sie die physische Struktur und Funktion erhalten. Der Theorie dieser Wissenschaftler zufolge bestehen Menschen und alle lebendigen Organismen aus Mustern resonierender Energie. Diese Energie spiegelt sich in der Funktion jeder Zelle. Die molekulare Struktur der Zellen wird von der DNS bestimmt, die als Empfänger und Überträger der verschiedenen Energiefrequenzen des Körpers dient. Je stärker die Resonanzfrequenz der Zelle, umso stärker ist ihr natürliches Strahlungsfeld. Somit ist die Elektrolumineszenz ein Gradmesser für die Lebenskraft der Zelle. Die in der Kirlian-Fotografie erkennbare Elektrolumineszenz ergibt sich aus der Summe des elektrischen Potenzials jeder Zelle.

Auf diese Weise untersuchten Oldfield und Coghill die Lebenskraft von Menschen und Nahrungsmitteln. Auf einem Foto dokumentieren sie das Strahlungsfeld einer Person, die sich 24 Stunden lang ausschließlich von minderwertigem Fast Food ernährte. Keinerlei elektrolumineszierende Energie ist auf dem Bild erkennbar. Die gleichen Ergebnisse ergaben sich bei 12 weiteren Testpersonen. Als Nächstes präsentieren die Forscher ein Foto, auf dem die Elektrolumineszenz eines Mannes zu sehen ist, der sich seit 40 Jahren von naturbelassenen Lebensmitteln ernährt. In diesem Fall ist ein deutliches Strahlungsfeld erkennbar. Des Weiteren vergleichen Oldfield und Coghill die Elektrolumineszenz von rohem Kohl mit jener von gekochtem Kohl. Auf dem Foto des rohen Kohls ist ein deutlich helleres und größeres elektrolumineszierendes Feld zu sehen.

Anhand der Wirkung auf das natürliche Strahlungsfeld der Lebensmittel erstellten die Wissenschaftler eine Tabelle der üblichen Nahrungsverarbeitungsmethoden. Je naturbelassener die Lebensmittel, umso stärker ist ihr Strahlungsfeld. Die Elektrolumineszenz wird mit zunehmender Verarbeitung immer schwächer. Oldfield und Coghill kamen dabei zu folgender Rangliste der Verarbeitungsmethoden (je heller und ausgeprägter das Strahlungsfeld, umso höher die Platzierung):

1. roh
2. Zubereitung im Wok
3. Dünsten
4. Zubereitung in der Mikrowelle
5. Kochen
6. Frittieren
7. Grillen
8. Backen

Die Rangliste der Konservierungsmethoden:
1. Frische, rohe Lebensmittel haben den höchsten Energiegehalt.
2. Auch rohe Nahrung, die 4 Stunden im Kühlschrank aufbewahrt wurde, weist einen hohen Gehalt an natürlicher Strahlung auf.
3. Durch Gefriertrocknen gehen 25 Prozent der ursprünglichen Energie verloren.
4. Das Tieffrieren führt zu einem 70-prozentigen Energieverlust.
5. Gammastrahlung führt zu einem vollständigen Verlust der natürlichen Strahlung. Die Strahlungsenergie einer Avocado wurde durch die radioaktive Bestrahlung vollständig vernichtet.

Bahnbrechende neue Erkenntnisse aus der submolekularen Biologie und der Quantenphysik ermöglichten die Entwicklung eines neuen biophysikalischen Modells in der Ernährungswissenschaft. Dieses Modell veranschaulicht die Bedeutung frischer Rohkost, der Regenbogenernährung und der energetischen, immateriellen Aspekte der Ernährung. Womöglich wird schon in einigen Jahren die bioelektrische Energie eines Lebensmittels als wichtigstes Qualitätskriterium gelten.

Der Nobelpreisträger Szent-Györgyi beschreibt den Lebensprozess als einen uns vom Sonnenlicht übermittelten elektrischen Strom. Damit meint er geladene Elektronen, die ihre Energie auf unsere submolekularen Muster übertragen, ohne die Molekularstruktur zu verändern. Diese Sonnenlichtelektronen stammen aus den Elektronenwolken, die in der submolekularen Welt der Quantenmechanik beschrieben werden. Die Erkenntnisse der Quantenphysik bestätigen somit das intuitive Modell der Ernährungslehre, dem zufolge vegetarische Nahrung unserem Organismus verdichtete Sonnenlichtenergie zuführt.

Das biophysikalische Modell der Rohkost wird durch die Forschungsarbeiten des Arztes Dr. John Douglass bestätigt. Laut Douglass sind rohe Lebensmittel im Vergleich zu gekochter Nahrung energetisch besser in der Lage, träge Moleküle in unserem System zu aktivieren, indem sie ihnen entweder ein Elektron entziehen oder zuführen. Diese Fähigkeit, energiereiche Elektronen zu übertragen, wird als das „hohe Redox-Potenzial" eines Moleküls beschrieben. Vitamin C verfügt ebenso wie alle frischen, rohen Lebensmittel über ein hohes Redox-Potenzial.

Interessant ist diesbezüglich auch die Forschungsarbeit der deutschen Wissenschaftlerin Dr. Johanna Budwig über die von ihr als „Sonnenelektronen" oder „Biotronen" bezeichneten Teilchen. Laut Dr. Budwig „steuert" das Biotron den Krebszyklus – einen der Bioelektronenzyklen, die für die Bereitstellung zellulärer Energie verantwortlich sind. Möglicherweise kann das Biotron auch direkt aus dem Sonnenlicht in unser Gehirn gelangen. Einige Wissenschaftler meinen, dass wir bis zu einem Drittel unserer Energie aus den Biotronen des Sonnenlichts aufnehmen können. Dr. Budwigs Studien zufolge können wir die Aufnahme von Biotronenenergie durch den täglichen Verzehr mehrerer Esslöffel Leinöl verbessern. Das Konzept der Biotronen ist noch recht neu. In den nächsten Jahren ist mit faszinierenden weiteren Erkenntnissen zu rechnen.

Sonnenlichtenergie können wir über die Nahrung nur durch den Verzehr pflanzlicher Lebensmittel aufnehmen. In tierischen Produkten ist praktisch keine Sonnenlichtenergie mehr enthalten. Weiterhin zeigen Kirlian-Fotografien, dass die in vegetarischer Nahrung enthaltene Sonnenlichtenergie umso mehr abnimmt, je stärker ein Lebensmittel verarbeitet wird. Ausschließlich naturbelassene, frische Lebensmittel versorgen uns mit der vollen bioelektrischen Energie des Sonnenlichts. In den Pflanzen wird diese Energie für die Fotosynthese gespeichert. Wenn wir diese Lebensmittel verzehren, wird die gespeicherte Sonnenlichtenergie in unserem Körper freigesetzt. Dies ist das Geheimnis der frischen Lebensmittel und der Regenbogenernährung. Unser physisches Leben und unsere Gesundheit sind von der elektrischen Strahlung des Sonnenlichts abhängig. Die Natur beschenkt uns reichhaltig mit pflanzlichen Lebensmitteln, über deren Verzehr wir diese bioelektrische Strahlung in uns aufnehmen. Wenn wir unsere Nahrung kochen, radioaktiv bestrahlen, im Mikrowellenherd zubereiten oder auf andere Weise verarbeiten, kommt es zu einem Verlust der in den Pflanzen gespeicherten Sonnenlichtenergie. Je mehr es uns gelingt, die bioelektrische Energie unserer Zellen zu erhöhen, umso gesünder und leistungsfähiger werden wir.

Rohkosternährung stärkt das Immunsystem

Dr. Paul Kouchakoff konnte in den 30er Jahren nachweisen, dass es bei jedem Verzehr von gekochter Nahrung zu einer Zunahme der Leukozytenzahl im Blut kommt. Dr. Howard Loomis hat die Forschungsergebnisse Kouchakoffs in seiner eigenen klinischen Forschungsarbeit vielfach bestätigen können. Im Hinblick auf die Stärkung unseres Immunsystems ist diese

Erkenntnis von unschätzbarem Wert. Wenn wir unser Immunsystem 3- bis 4-mal am Tag durch den Verzehr stark verarbeiteter Nahrung belasten, stellt dies einen erheblichen Stress dar. Dagegen wird die Immunkraft durch verschiedene in Rohkost enthaltene Faktoren wie Gibberelline und Abscisinsäure (in Avocados, Zitronen, Kohl und Kartoffeln nachweisbar) gefördert. Der Vitalstoffreichtum der Rohkost stärkt uns auf energetischer wie auf physischer Ebene. Frische, rohe Lebensmittel wirken entgiftend und enthalten zahlreiche antioxidantisch wirkende Enzyme. Die durch Rohkost erreichbare Verbesserung des Gesundheitszustands geht auch mit einem leistungsfähigeren Immunsystem einher. Am Linus-Pauling-Institut durchgeführte Fütterungsversuche an Mäusen ergaben, dass sich mit Rohkost die gleiche krebsvorbeugende Wirkung erzielen lässt wie mit hohen Vitamin-C-Gaben. Bei meinen eigenen Patienten stelle ich nach sechs Monaten 80-prozentiger Rohkosternährung immer wieder eine erstaunliche Stärkung des Immunsystems fest. Im Gegensatz zu früher kommen Erkältungskrankheiten und virale Infekte kaum noch vor.

Frische, naturbelassene Pflanzen enthalten viele gesundheitsfördernde Substanzen, deren Wirkung bislang noch kaum erforscht wurde. Dazu gehören Pflanzenhormone, die unseren Stoffwechsel unterstützen, Paciferane, die eine antibiotische Wirkung haben, Bioflavonoide wie Rutin, Hesperidin, Vitamin P, Flavone, Flavonale sowie methyloxylierte Bioflavonoide wie Nobelitin und Tangeretin, die pro Gewichtseinheit mehr Cortisonaktivität aufweisen als die in der Medizin verwendeten Cortisonpräparate. Nobelitin und Tangeretin unterstützen die Ausscheidung von Schwermetallen, Medikamenten und Kohlenwasserstoffen. Zudem verringern sie die Neigung roter Blutkörperchen, miteinander zu verklumpen. In einer Studie ließ sich nach dem Verzehr von drei bis vier Orangen oder fünf Mandarinen eine Verdünnung des Blutes um sechs Prozent feststellen. Die Wurzeln der Roten Bete enthalten Anthocyane, die sich in der Behandlung von Krebs und Leukämie als hilfreich erwiesen. Naturbelassene vegetarische Lebensmittel versorgen uns mit allen Faserstoffen, die für unsere Gesundheit und insbesondere für einen gut funktionierenden Darm notwendig sind. Manche Pflanzen enthalten Bitterstoffe, die die Sekretion unserer Verdauungssäfte anregen. Weitere wichtige Faktoren, die in naturbelassenen pflanzlichen Lebensmitteln vorkommen, sind essenzielle Fettsäuren, Saponine und Chlorophyll.

Verschiedene Forschungen haben gezeigt, dass rohe Pflanzennahrung Faktoren enthält, die den Aufbau einer gesunden Darmflora fördern. Eine intakte Darmflora verhindert die übermäßige Vermehrung von Candida albicans und anderer potenziell krankheitserregender Pilze und Bakterien. Ein gesundes Darmmilieu schützt überdies vor Verstopfung und damit vor zum Teil hochgiftigen Stoffwechselprodukten.

Zahlreiche Substanzen, die ihre gesundheitsfördernde Wirkung in der Ganzheitlichkeit naturbelassener Lebensmittel entfalten, werden durch das Kochen teilweise oder vollständig zerstört. Es ist unmöglich, alle in Pflanzen enthaltenen Substanzen aufzulisten. Viele von ihnen sind bislang ebenso unerforscht geblieben wie zahllose im tropischen Regenwald vorkommende Heilkräuter. Jahr für Jahr werden neue gesundheitsfördernde Substanzen entdeckt. Nur wenn wir Lebensmittel in ihrem naturbelassenen Zustand verzehren, können wir sicher sein, alle für Gesundheit und Leistungsfähigkeit notwendigen Substanzen aufzunehmen. Die Vollständigkeit eines ganzen naturbelassenen Lebensmittels ist in wissenschaftlichen Labors nicht reproduzierbar. Wir wissen noch immer nicht genau, warum die Rohkosternährung so heilsam wirkt. Das Ganze ist eben mehr als die Summe seiner Teile. Die Vielzahl der Wechselwirkungen zwischen den einzelnen Faktoren macht es wohl unmöglich, diesen Komplex vollständig zu erforschen.

Insbesondere in europäischen Kliniken wird die Rohkost seit Jahrzehnten als Heilnahrung eingesetzt. In den letzten Jahren konnten auch in den USA damit große Erfolge in der Behandlung von Arthritis, Bluthochdruck, Menstruationsbeschwerden,

Fettsucht, Allergien, Diabetes, Magen- und Zwölffingerdarmgeschwüren, Herz-Kreislauf-Krankheiten, Hormonstörungen, Divertikulose, Anämie, Immunschwäche und anderen degenerativen Erkrankungen erzielt werden. Die Rohkosternährung verbessert den allgemeinen Gesundheitszustand und die geistige Klarheit. Zahlreiche Tierfütterungsversuche und an Naturvölkern durchgeführte Studien belegen die gesundheitsfördernde und lebensverlängernde Wirkung der Rohkost.

Nahrungsfaktoren mit schlechtem Ruf

In nahezu allen Lebensmitteln gibt es Faktoren, die in höheren Konzentrationen giftig sein können. Studien der amerikanischen Nationalen Akademie der Wissenschaften zufolge geht davon jedoch keine Gefahr aus, solange nur geringe Mengen aufgenommen werden und ein Mensch nicht bereits krank ist. Einige Forscher vertreten die Auffassung, der Verzehr von rohem Kohl, Pfirsichen, Birnen, Erdbeeren, Spinat, Karotten, Sojabohnen und Erdnüssen könne Vergrößerungen der Schilddrüsen hervorrufen. Laut den Ernährungsexperten der amerikanischen Nationalen Akademie der Wissenschaften wurde diese kropffördernde Wirkung bestimmter roher Lebensmittel und insbesondere von Kohl jedoch nie eindeutig nachgewiesen. Struma verursachende Faktoren ließen sich nur in den ohnehin nicht essbaren Samen mancher Pflanzen feststellen. Die in Steckrüben und Herbstrüben gefundenen schilddrüsenschädigenden Substanzen können möglicherweise über Kuhmilch auf den Menschen übertragen werden. Dem allgemeinen ernährungswissenschaftlichen Tenor zufolge lässt sich die Kropfbildung durch jodhaltige Lebensmittel wie Kelp oder andere Meeresalgen vermeiden.

Auch die in Spinat und Rhabarber enthaltenen Oxalate geben Anlass zu wissenschaftlichen Diskussionen. Manche Forscher meinen, man müsse schon vier Kilogramm Rhabarber essen, um eine akute Vergiftung hervorzurufen. Bei anderen Gemüsen ist der Oxalatgehalt so gering, dass Vergiftungserscheinungen nahezu unmöglich sind. Verschiedene Studien belegen, dass es selbst bei hoher Oxalataufnahme zu keinem Kalziummangel kommt, sofern die Ernährung ausreichende Mengen an kalziumreichen Gemüsen enthält. Bei einem über zwei Jahre an Ratten durchgeführten Versuch erwies sich ein Oxalatgehalt von 0,1 bis 1,2 Prozent in der Ernährung als unbedenklich. In einer weiteren Studie wurden Kinder untersucht, die große Mengen an Spinat und anderen oxalathaltigen Lebensmitteln verzehrten. Es konnte keine Beeinträchtigung des Kalzium-, Vitamin-D- oder Phosphorstoffwechsels nachgewiesen werden. Theoretisch ist es jedoch möglich, dass eine oxalatreiche Ernährung bei zu geringer Kalziumaufnahme oder gestörtem Kalziumstoffwechsel zu Kalziummangelsymptomen führen kann. Dieses Minimalrisiko können Sie umgehen, indem Sie Nüsse und Samen vor dem Verzehr über Nacht einweichen und danach mehrmals mit klarem Wasser spülen. Dabei werden die Oxalate zum größten Teil ausgeschwemmt und stellen keine Gefahr mehr dar. Wenn Sie nicht bereits unter Kalziummangel leiden, müssen Sie sich um den gelegentlichen Verzehr oxalathaltiger Lebensmittel keine Sorgen machen.

Auch den in manchen Getreidesorten wie Weizen, Roggen und Hafer sowie in einigen Nüssen und Samen enthaltenen Phytaten wird mitunter eine schädliche Wirkung nachgesagt. Die Phythate können mit Kalzium Verbindungen eingehen, die die Aufnahme des Kalziums verhindern. Erfreulicherweise produziert ein gesunder Darm das Enzym Phytase, welches das Kalzium aus seiner Verbindung mit Phytaten herauslöst und somit für den Organismus verwertbar macht. Solange wir keine übermäßigen Phythatmengen zu uns nehmen, reicht unsere körpereigene Phytaseproduktion, um Beeinträchtigungen der Kalziumresorption auszuschließen. Die in Nüssen und Samen enthaltenen Phytate lassen sich ebenso wie Oxalate durch das Einweichen und Abspülen entfernen. Am Beispiel der Phytate zeigt sich die beeindruckende Fähigkeit unseres Körpers, die in naturbelassenen Lebensmitteln vorkommenden gefährlichen Substanzen auszuscheiden. Phytate werden von unserem Organismus durch spezifische Enzyme neutralisiert, die uns vor den potenziell gesundheitsschädigenden Wirkungen bestimmter Nahrungselemente schützen.

Zudem enthält eine Vielzahl von Lebensmitteln natürliche Östrogene: Karotten, Sojabohnen, Weizen, Reis, Hafer, Gerste, Kartoffeln, Äpfel, Kirschen, Pflaumen, Knoblauch, Salbei, Petersilie, Süßholzwurzel, Weizenkleie, Weizenkeime, Weizenkeimöl, Maiskeimöl, Leinöl, Erdnussmus, Olivenöl, Sojabohnenöl, Kokosnussöl und Distelöl. Den Studien der amerikanischen Nationalen Akademie der Wissenschaften zufolge hat dieser Östrogengehalt mit großer Wahrscheinlichkeit überhaupt keine physiologische Wirkung. Krebskranke, deren Karzinom auf Östrogen anspricht, sollten sich des Östrogengehalts mancher Produkte jedoch bewusst sein.

Naturbelassene Lebensmittel enthalten eine ganze Reihe von Giftstoffen. Älterer Käse kann hohe Konzentrationen von Histamin, Tyramin und Tryptamin aufweisen. All diese Substanzen werden normalerweise von dem körpereigenen Enzym Monoaminoxidase neutralisiert. In der Psychiatrie werden mitunter Medikamente eingesetzt, die die Wirkung dieses Enzyms hemmen. Wenn Menschen, die mit diesen Arzneimitteln therapiert werden, bestimmte Käsesorten verzehren, kann es zu Fällen von akutem Bluthochdruck kommen. Solange die Biochemie des Körpers sich im Gleichgewicht befindet und keine Antidepressiva eingenommen werden, geht von diesen Substanzen keine Gefahr aus.

In Muskatnuss und Muskatblüte lassen sich hohe Konzentrationen des Giftstoffs Myristicin nachweisen. Auch Karotten, Petersilie, Sellerie und Dill enthalten Myristicin. In geringen Mengen unterstützt Myristicin die Behandlung von Zahnschmerzen, Dysenterie, Durchfällen, Rheuma und Hautkrankheiten. In höheren Dosierungen (ab 30 Gramm Muskatnuss oder zwei ganzen Muskatnüssen) kann Myristicin zu Schockzuständen, Benommenheit oder Azidose führen. Auch bis zu 24 Stunden währende, von Euphorie geprägte Vergiftungssymptome können auftreten. Wie so oft gilt auch hier das Prinzip: In geringen Mengen unbedenklich, in höheren Dosierungen schädlich.

Ein weiteres Gift ist Thujon, ein in Wermut enthaltenes Öl. In der Bibel wird diese Substanz neunmal erwähnt. Thujon ist der in der Flüssigkeit Absinth vorkommende Geschmacksstoff. In höheren Konzentrationen kann es zu Krämpfen führen. Der Verzehr von Wickensorten kann Muskelkrämpfe und Lähmungserscheinungen der Unterschenkel (*Lathyrismus*) hervorrufen. Bei manchen Menschen kommt es durch den Verzehr roher Ackerbohnen zum Favismus. Nur die Träger eines bestimmten Gens erkranken an dieser vorwiegend in Mittelmeerländern auftretenden Anämie.

Brauner Senf, Meerrettich, Brokkoli und Kohl enthalten Isothiozyanat, eine schleimhautreizende Substanz. Manche Bohnensorten wie Sojabohnen, Linsen und Mungbohnen sowie Erdnüsse weisen Trypsin-Inhibitoren auf. Diese Substanzen hemmen die Wirkung des Eiweiß spaltenden Enzyms Trypsin. Trypsin-Inhibitoren beeinträchtigen die Proteinverdauung und führen somit zu Fäulnisentstehung und einer übermäßigen Gasbildung im Darm. Die in rohen Sojabohnen enthaltenen Trypsin-Inhibitoren erwiesen sich bei Hühnern als wachstumshemmend. Andere Studien machen die Trypsin-Inhibitoren für die schlechte Verwertbarkeit roher Sojabohnen verantwortlich. Kidney-, Soja- und Limabohnen haben den höchsten Gehalt an Trypsin-Inhibitoren. Diese Bohnenarten werden durch Kochen wesentlich leichter verdaulich. In Indien wurden Trypsin-Inhibitoren in 23 von 26 Hülsenfrüchten sowie in Weizen und Guarkernmehl nachgewiesen. Auch in Eiern kommen Enzymhemmer vor, die jedoch bei Hunden schädlicher sind als beim Menschen. Leider waren mir keine Forschungsergebnisse über die Wirkung des Keimens auf den Gehalt von Enzyminhibitoren bei Samen zugänglich. Meine eigenen Studien ergaben, dass sich der Gehalt an Trypsin-Inhibitoren durch das Keimen etwas verringert. Dennoch bleiben gekeimte Bohnen und Erbsen relativ schwer verdaulich und sollten nur gelegentlich genossen werden. Dies gilt insbesondere für den Vata-Typ.

Hülsenfrüchte wie rohe Sojabohnen, Kidneybohnen, Erdnüsse, Linsen, Erbsen, Mungbohnen und Limabohnen enthalten sogenannte Hämagglutinine. In Fütterungsversuchen an Ratten erwies sich eine Ernährung, die zu 1 Prozent aus rohen Sojabohnen oder 0,5 Prozent aus rohen Kidneybohnen besteht, als wachstumshemmend. Möglicherweise setzen sich die Hämagglutinine auf der Schleimhaut des Darms fest und stören somit die Fett- und Eiweißresorption. Alle essbaren Hülsenfrüchte, die Hämagglutinine enthalten, sind im rohen Zustand schlecht verwertbar. Nur durch das Kochen werden die Hämagglutinine zerstört.

Keimlinge sind wunderbare biogene Lebensmittel. Noch nicht ganz reife Alfalfasprossen enthalten geringe Mengen Canavanine. Diese aminosäurenähnliche Substanz kann bei Menschen, die unter systemischem *Lupus erythematodes* leiden, zu einer Verschlimmerung der Symptome fuhren. Die Canavaninkonzentration in den Alfalfasamen wird ab dem dritten Tag des Keimens immer geringer. Da diese Substanz wasserlöslich ist, lässt sie sich durch tägliches gründliches Spülen der Alfalfasprossen zum großen Teil entfernen. Dennoch empfiehlt es sich, nur reife Alfalfasprossen zu essen. Im saftig grünen Zustand, bei dem die ersten kleinen Blätter zu sehen sind, weisen Alfalfasprossen den höchsten Vitalstoffgehalt auf. In der Regel dauert es sieben Tage, bis die Alfalfasprossen richtig reif sind. Meinen Patienten, die unter *Lupus erythematodes* oder rheumatischen Krankheiten leiden, rate ich jedoch, Alfalfasprossen nur gelegentlich in geringen Mengen zu genießen. Daher kam es bei meinen Patienten durch den Alfalfaverzehr auch noch nie zu einer Verschlimmerung ihrer Symptome.

Auch Buchweizensprossen sollten nicht im Übermaß verzehrt werden. Nachdem zwei meiner Patienten 6 Monate lang eine zu 20 Prozent aus Buchweizensprossen bestehende Kost aßen, stellten sich bei ihnen eine erhöhte Kälteempfindlichkeit, allergische Symptome sowie eine schmerzhafte Hautnervempfindlichkeit ein, die sich bei Sonneneinwirkung verschlimmerte. Vor dieser Zeit hatten beide nur moderate Mengen an Buchweizen genossen. Als sie ihren exzessiven Verzehr roher Buchweizensprossen einstellten, verschwanden auch nahezu alle Symptome. Von Kollegen wurde mir über ähnliche Fälle berichtet. Stets wurden die Beschwerden durch einen mehrmonatigen übermäßigen Genuss von Buchweizensprossen ausgelöst. Nach der Verringerung des Buchweizenanteils verschwanden die Symptome wieder. Ich schließe daraus, dass selbst die gesündesten, biogenen Lebensmittel nicht im Übermaß konsumiert werden sollten. Unsere Nahrung enthält viele Substanzen, deren Wirkung bislang unbekannt ist. Einige dieser Substanzen können giftig sein, wenn sie über längere Zeiträume in höheren Konzentrationen aufgenommen werden.

Des Weiteren enthalten Pflanzen Cholinesterase-Inhibitoren. Cholinesterasen sind Enzyme, die bei Nervenimpulsen von Bedeutung sind. Rohe Kartoffeln weisen den höchsten Gehalt an Cholinesterase-Inhibitoren auf. Auch in den Früchten der Aubergine sowie den Wurzeln und Blättern von Tomaten lassen sich diese Enzymhemmer nachweisen. Geringere Mengen sind in Spargel, Bitterorangen, Steckrüben, Radieschen, Sellerie und Karotten enthalten. In Kartoffeln, die der Sonne ausgesetzt sind, entstehen sogenannte Solanin-Alkaloide, die zu den Cholinesterase-Inhibitoren gehören. Diese Alkaloide können giftig sein. Kartoffeln, die diese Substanz in größeren Mengen enthalten, sehen leicht grünlich aus. Um dies zu vermeiden, sollten Kartoffeln stets sonnenlichtgeschützt gelagert werden. Besonders gut eignen sich hierfür braune Papiertüten. Der in anderen Gemüsen nachweisbare, sehr geringe Gehalt an Cholinesterase-Inhibitoren ist verschiedenen Studien zufolge unschädlich.

Grüne Kartoffeln, die Solanin enthalten, sind auch in gekochtem Zustand noch giftig. Sie können sich und andere vor dieser Gefahr schützen, indem Sie Ihren Lebensmittelhändler bitten, Kartoffeln nicht unter Sonneneinstrahlung zu lagern.

Sie haben nun einiges über die wenigen potenziell giftigen Substanzen erfahren, die in Früchten und Gemüsen enthalten sein können. Lassen Sie sich dadurch nicht verunsichern. Naturbelassene pflanzliche Lebensmittel weisen auch den höchsten Gehalt an Antioxidantien, Antikrebsstoffen, lebendigen Enzymen, elektromagnetischen Energien, Mineralien, Vitaminen, Nukleinsäuren, Paciferanen (pflanzlichen Antibiotika), Auxonen (pflanzlichen Hormonen) und das höchste Zeta-Potenzial auf. All diese Faktoren sind wesentlich bedeutsamer als die potenziell schädlichen Giftstoffe, die in relativ geringen Mengen in pflanzlichen Lebensmitteln vorkommen. Es ist sicher nicht einfach festzulegen, welche Mengen bestimmter Lebensmittel nicht überschritten werden sollten. Ich selbst esse täglich 50 bis 120 Gramm Alfalfasprossen in meinem Salat. Diese Menge hat sich als völlig unbedenklich erwiesen. Beim bewussten Essen geht es darum, die Dinge aus einer erweiterten, ganzheitlichen Perspektive zu betrachten. Essen Sie nicht zu viel und erfreuen Sie sich an der enormen Vielfalt naturbelassener Lebensmittel aus dem Pflanzenreich. Genießen Sie die Geschenke unserer Mutter Natur voller Liebe und ohne Angst.

9

Gesund essen auf Reisen

Als Vegetarier hat man es auf Reisen mitunter schwer, entsprechendes Essen zu finden. In vielen Ländern der Welt wird einer vegetarischen Ernährung nur wenig Verständnis entgegengebracht. Auch wenn andere Familienmitglieder sich nicht vegetarisch ernähren oder Sie als Vegetarier bei Nicht-Vegetariern zu Gast sind, können Schwierigkeiten auftreten. In diesem Kapitel werden wir uns damit beschäftigen, wie Sie auf taktvolle und elegante Weise Ihren Ernährungsprinzipien treu bleiben können. Sind Sie bereit, sich auch auf Reisen um eine gesunde Ernährung zu bemühen?

Häufig werde ich gefragt, wie man sich als Vegetarier oder Rohköstler auf Reisen verhalten sollte. Da ich selbst viel gereist bin, verfüge ich diesbezüglich über einen reichen Erfahrungsschatz. Zunächst einmal sollten Sie sich im Klaren sein, dass manche Menschen Ihre Ernährungsweise belächeln werden. Man wird Sie bitten, eine Ausnahme zu machen oder das Ganze nicht so eng zu sehen. Vielleicht wird man Sie als Außenseiter abstempeln. Erinnern Sie sich in derartigen Situationen daran, dass Sie sich von vegetarischer Nahrung und Rohkost ernähren, weil es die dem Menschen zugedachte, gesündeste Ernährungsweise ist. Sie haben sich Ihre Essgewohnheiten nicht zugelegt, um anderen damit zu imponieren. Wenn Sie woanders essen, werden Sie sich vielleicht nicht immer trauen, sich zu Ihrer Ernährungsweise zu bekennen. Auf einer bestimmten Ebene wissen die meisten Menschen, dass eine vegetarische, rohkostorientierte Ernährung gesünder ist als die in den westlichen Industrienationen übliche Kost. Trotz dieser unterschwelligen Erkenntnis fühlen sich viele Menschen von anderen Essgepflogenheiten bedroht. Dies sollten Sie stets berücksichtigen und anderen keine Vorwürfe machen. Wenn Sie Vorbehalten undogmatisch und freundlich begegnen, werden Sie auf Reisen keine Mühe haben, Ihrer gesunden Ernährungsweise treu zu bleiben.

Um sicherzustellen, dass Sie Ihre Kostprinzipien einhalten können, sollten Sie sich nicht auf andere verlassen. Wenn Sie mit Freunden unterwegs sind und ein Restaurant besuchen, in dem es wenig Vegetarisches gibt, sollten Sie vorher schon Ihre eigenen Lebensmittel gegessen haben. Im Restaurant ist Ihr Hunger dann nicht mehr so groß, und Sie können sich auf einen Salat beschränken.

Immer mehr Restaurants, deren Speisekarte keine vegetarischen Gerichte enthält, sind bereit, auf Anfrage eine vegetarische

Platte oder einen vegetarischen Salat anzurichten. Können Sie die Restaurants selbst auswählen, achten Sie darauf, dass Salate oder andere gesunde Gerichte auf der Speisekarte stehen. Dennoch empfiehlt es sich, eine eigene Salatsoße mitzubringen, da die meisten in Restaurants angebotenen Dressings synthetische Substanzen, Milchprodukte, gekochte Fette, Pestizidrückstände, Konservierungs- und Zusatzmittel sowie Farbstoffe enthalten. Wenn ich mich an einer Salatbar bediene, halte ich nach Sprossen, Sonnenblumenkernen und dunklen Gemüsen wie Babyspinat Ausschau. Weißlich hellgrünen Blattsalat können Sie sich sparen, da er ernährungsphysiologisch nahezu wertlos ist.

Bevorzugen Sie einfache, frische Lebensmittel und vermeiden Sie von Soße triefende Gemüse. Oft stehen diese Dressings so lange herum, dass es zu einer starken Bakterienvermehrung kommt. Fragen Sie, welche Speisen Natriumglutamat enthalten – ein schädlicher Zusatzstoff, der bei empfindlichen Menschen zu dramatischen Symptomen führen kann. Viele Restaurants besprühen die Lebensmittel ihrer Salatbar mit Sulfiten, um sie länger frisch aussehen zu lassen.

Bei ausgedehnten Autofahrten empfiehlt es sich, eine Kühltasche mitzunehmen, in der Sie genügend Nahrung für mehrere Tage aufbewahren können. Unterwegs können Sie das Eis nachfüllen, um die Lebensmittel stets kühl zu halten. Suchen Sie in Telefonbüchern nach Naturkostläden und Reformhäusern, die sich entlang ihrer Reiseroute befinden.

In den meisten größeren Städten ist es relativ leicht, Bioläden oder vegetarische Restaurants zu finden. Zudem bieten mittlerweile fast alle Restaurants vegetarische Gerichte an. Vor einigen Jahren wurden meine Familie und ich von unseren Freunden in London in ein exquisites Restaurant eingeladen. Gleich neben dem gegrillten Fleisch gab es eine der besten Salatbars, die ich jemals gesehen habe. Auf meinen Reisen durch die USA, Europa, Indien, Mexiko und Kanada konnte ich relativ mühelos vegetarische Speisen und Rohkost finden.

Produkte aus kontrolliert biologischem Anbau sind dagegen

nicht immer erhältlich. In dieser Hinsicht bin ich auf Reisen zu Kompromissen bereit. Wenn Sie einigermaßen gesund sind und Ihr Immunsystem funktioniert, wird Ihnen der gelegentliche Verzehr konventioneller Lebensmittel nicht schaden. In Indien und Mexiko gibt es rohe Früchte mit dicken Schalen wie Bananen oder Papayas. Die dicken Schalen schützen das Fruchtfleisch vor Parasiten.

Sie können sich auf Reisen auch von Rohkost ernähren, wenn Sie die entsprechenden Vorbereitungen treffen. Sonnenblumen- und Kürbiskerne, Mandeln, Alfalfasprossen, getrocknete Früchte und Gemüse lassen sich gut transportieren. Außerdem gibt es mittlerweile kleine Wasserfiltergeräte, die sich bestens für unterwegs eignen. Einen solchen Wasserfilter sollten Sie auf Ihren Reisen stets dabei haben. Dadurch können Sie Ihre Lebensmittel über Nacht in frischem, gereinigtem Wasser einweichen und keimen lassen. In den meisten Ländern gibt es im Sommer ein reichhaltiges Angebot frischer Obst- und Gemüsesorten.

Es gibt zwei hervorragende Nahrungsergänzungsprodukte, die besonders auf Reisen empfehlenswert sind: Spirulina und *Juice Plus*. Dürfte ich nur ein Lebensmittel auf eine einsame Insel mitnehmen, würde ich mich für Spirulina entscheiden. Pro Gewichtseinheit ist Spirulina das vitalstoffreichste, ganzheitlichste Lebensmittel dieser Erde. Spirulina ist nahezu unbegrenzt haltbar und besteht zu 70 Prozent aus leicht verwertbarem Eiweiß. Es enthält alle essenziellen Aminosäuren in einem idealen Verhältnis. Des Weiteren enthält Spirulina die wichtigen Omega-3- und Omega-6-Fettsäuren, Glykolipide, Sulfonolipide, Vitamine, 17 Beta-Karotinoide sowie mehr als 2000 Enzyme. Pro 100 Gramm enthält Spirulina das 14-Fache unseres täglichen Vitamin-B_{12}-Bedarfs. Weiterhin verfügt dieses einzigartige Lebensmittel über ein breites Spektrum leicht verwertbarer Mineralien, insbesondere Eisen und Magnesium. Spirulina ist das einzige Lebensmittel, das Phykozyanine enthält. Nur Muttermilch enthält höhere Konzentrationen von Gammalinolensäure als Spirulina. Spirulina besteht zu 0,5 Prozent aus Glykogen, der Speicherform der Glukose, und zu 9 Prozent aus Rhamnose, einem biologisch aktiven Zucker, der wichtige Substanzen durch die Blut-Hirn-Schranke transportiert. Im Gegensatz zu anderen Algenarten enthält die Zellwand von Spirulina hohe Konzentrationen von Mukopolysacchariden. Dabei handelt es sich um leicht verdauliche Glykoproteinkomplexe, die für den Aufbau von Zellmembranen und körpereigenem Eiweiß wichtig sind.

Ursprüngliche Lebensmittel wie Spirulina weisen den höchsten Vitalstoffgehalt auf, enthalten reichlich feinstoffliche Energie und schonen die natürlichen Ressourcen unseres Planeten. Spirulina wirkt alkalisierend und harmonisierend. Es unterstützt die Behandlung von Hypoglykämie, Diabetes, chronischer Müdigkeit und Abgeschlagenheit, Anämie und Geschwüren. Spirulina stärkt das Immunsystem und heilt durch freie Radikale hervorgerufene Zellschäden. In einer wissenschaftlichen Studie wurde in Spirulina ein tumorzerstörender Faktor gefunden. In der medizinischen Forschungsabteilung der Harvard-Universität wurde mit Hamstern die Wirksamkeit von Spirulina bei der Behandlung von Tumorerkrankungen nachgewiesen. In meiner eigenen Praxis erwiesen sich Spirulina und aus Spirulina hergestellte Cremes als besonders wirksam bei der Verhütung von Sonnenbränden. Spirulina schützt vor Hautschäden, ermöglicht jedoch gleichzeitig die Aufnahme der in den Sonnenstrahlen enthaltenen Photonenenergie.

Im Jahre 1977 war ich mit meiner Familie und amerikanischen Freunden in Indien. Einige von uns begannen zu jener Zeit, täglich Spirulina einzunehmen. Es war auffällig, dass diejenigen, die regelmäßig Spirulina aßen, in dem uns fremden subtropischen Klima wesentlich gesünder und leistungsfähiger waren als der Rest, der auf den Verzehr dieser Alge verzichtete.

Als zweites Nahrungsergänzungsprodukt empfehle ich *Juice Plus*. Dabei handelt es sich um ein getrocknetes Konzentrat aus Gemüsen oder Früchten. Außerdem enthält es einige Getreidesorten, Faserstoffe und Enzyme. Diese Inhaltsstoffe ergeben eine

Synergie aus Vitalstoffen und feinstofflicher Energie, die alle Bereiche unseres physischen und feinstofflichen Körpers harmonisiert. Zwei Kapseln *Juice Plus* bieten ebenso viele Vitalstoffe wie ein Glas frisch gepresster Saft. Obgleich frische Säfte ein noch höheres Potenzial an Lebensenergie aufweisen, eignen sich *Juice Plus*-Kapseln als ideale Nahrungsergänzung. Praktisch sind sie insbesondere auf Reisen, wenn gerade keine frischen Säfte verfügbar sind. Wenn Sie zu wenig frisches Obst und Gemüse essen, sollten Sie wenigstens täglich Spirulina und *Juice Plus* zu sich nehmen.

Es macht Spaß, in fremden Städten Naturkostläden oder Märkte zu besuchen. Auf diese Weise können Sie viel über die Kultur des jeweiligen Landes erfahren. Vor einigen Jahren besuchte ich einmal ein siebentägiges Seminar in einer Region, in der es keine Naturkostläden gab. Zunächst war ich enttäuscht und fragte mich, wie ich mich in dieser Woche wohl vernünftig ernähren könnte. Doch schon bald hatte sich das Problem gelöst. Eine Nachbarfamilie bot mir an, mich bei dem üppigen Obst-und Gemüseangebot ihres Gartens zu bedienen. Außerdem entdeckte ich einen großen Markt mit einem reichhaltigen Angebot frischer pflanzlicher Lebensmittel. Selten habe ich so wunderbar gegessen wie in jener Woche.

Sicher ist es nicht immer so einfach. Als rohkostorientierter Vegetarier hat man es in unserer Gesellschaft mitunter schwer. Wenn Sie sich jedoch auf Ihre Ausflüge und Reisen gut vorbereiten und etwas kreativ sind, werden Sie fast überall Ihren Ernährungsprinzipien treu bleiben können. Seien Sie ehrlich zu sich selbst und benutzen Sie Ihre Reisen nicht als Ausrede, um sich von gesundheitsschädigenden Produkten verführen zu lassen.

Zum Essen eingeladen

Wenn Sie bei Freunden oder Bekannten zum Essen eingeladen sind, wird es schon schwieriger. Fragen Sie im Voraus, welche Gerichte es geben wird. Sagt Ihnen nichts zu, teilen Sie dem Gastgeber auf taktvolle Weise mit, dass Sie Vegetarier sind. Meist wird man gern für Sie noch etwas Gemüse zubereiten. Wenn Ihre Gastgeber verständnislos sind, sollten Sie sich daran erinnern, dass der zwischenmenschliche Austausch und nicht das Essen bei dieser Begegnung im Vordergrund steht. Ihre engeren Freunde werden sich bald auf Ihre Essgewohnheiten eingestellt haben.

Besuchen Sie Verwandte, könnten Sie auch selbst etwas zum Essen mitbringen, das dann von allen geteilt werden kann. Oft haben Sie die Möglichkeit, Ihren Freunden und Verwandten durch die Zubereitung leckerer Gerichte zu zeigen, wie wohlschmeckend eine vegetarische Rohkosternährung ist. Wenn Ihre Speisen nicht zusagen, können Sie ja immer noch einen Restaurantbesuch vorschlagen. Manchmal ist es jedoch notwendig, anderen auf liebevolle und höfliche Weise die Grenzen zu zeigen. Auf Streitgespräche oder gut gemeintes Missionieren sollten Sie dabei besser verzichten. Es ist durchaus möglich, den eigenen Prinzipien treu zu bleiben und dabei gleichzeitig die Ansichten und Gewohnheiten anderer zu respektieren. Die freundschaftlichen oder familiären Beziehungen werden von der Liebe zusammengehalten. Bleiben Sie ehrlich und bewahren Sie sich Ihre persönliche Integrität. Essen Sie nichts, was Sie nicht essen wollen, nur weil Sie denken, jemandem damit einen Gefallen zu tun. Wenn Sie sich dazu zwingen, etwas zu essen, was Sie sonst niemals essen würden, kann dies zu einer enormen Belastung der zwischenmenschlichen Beziehung führen.

Campingausflüge

Das Zelten erfordert ein besonderes Maß an Kreativität. Normalerweise empfehle ich keine dehydrierten Lebensmittel, da sie im Vergleich zu frischer Nahrung wesentlich schwächere SOEFs aufweisen. Beim Zelten, auf längeren Autofahrten oder Flügen eignen sich dehydrierte Produkte jedoch ganz hervorragend. Lebensmittel, die bei 47 Grad Celsius dehydriert wurden, sind noch relativ hochwertig. Die durch die Wärmeeinwirkung vorübergehend inaktivierten Enzyme können im Wasser zum großen Teil reaktiviert werden. Im vierten Band von *Bewusst essen* werde ich Ihnen zeigen, wie sich Suppen, Kekse und Gebäck auf enzymschonende Weise dehydrieren lassen. Durch Dehydrierung können Lebensmittel außerdem lang haltbar gemacht werden, ohne dass ein größerer Verlust an Enzymen oder Energie auftritt.

Auf Campingausflügen sollten Sie stets einen Wasserfilter dabeihaben. Es gibt keinen Filter, der neben Bakterien auch Viren entfernt. Wenn Sie wissen, dass in dem Wasser einer bestimmten Region vermehrt Hepatitisviren oder andere krankheitserregende Keime auftreten, empfehlen sich oxidativ wirkende Verfahren. Es gibt stabilisierte Sauerstofflösungen wie *Aerobic Oxygen* (Informationen zu diesem Produkt direkt beim Verlag), die mit den oxidierten Viren reagieren. Dadurch entsteht eine Verklumpung, die das Herausfiltern der Viren ermöglicht. Der Herstellerangabe zufolge lässt sich das Wasser vollständig sterilisieren und reinigen. Auch das 20-minütige Abkochen und die anschließende Reaktivierung des Wassers mit dem Produkt „Crystal Energy“ eignet sich zur Qualitätsverbesserung des Trinkwassers.

Finden Sie auf Reisen keine geeigneten Lebensmittel, können Sie entweder auf das Essen verzichten oder sich vorübergehend von konventionellen Produkten ernähren. Wenn Sie sich einige Tage nicht so gesund wie sonst ernähren, stellt dies noch kein großes Problem dar. Häufig wird es allerdings schwierig, zu einer zuckerfreien, rohkostbetonten Ernährung zurückzufinden. Mitunter gleiten Menschen durch die „kleinen Ausnahmen“ in ihre alten Essgewohnheiten zurück. Wenn Sie diese Tendenz bemerken, hilft die Einsicht, dass dies nur eine vorübergehende Phase ist, die nicht über den langfristigen Erfolg Ihrer Ernährungsumstellung entscheidet. Die bisher erzielten gesundheitlichen Verbesserungen werden keineswegs binnen weniger Tage zunichtegemacht.

Wenn Sie frustriert sind und Fortschritte vermissen, können einige Fastentage wahre Wunder wirken. Sie werden sich danach gereinigt, neu motiviert und voller Freude einer gesunden Ernährungs- und Lebensweise zuwenden. Manchmal ist es direkt ein Segen, noch einmal zu erfahren, wie schlecht Sie sich bei Ihrer alten Ernährung fühlten. Sie erkennen dadurch, wie sehr Ihre Lebensenergie und Leistungsfähigkeit von Ihren Essgewohnheiten abhängig sind. Der Weg zu einer gesünderen Ernährungsweise verläuft nie geradlinig. Der Umstellungsprozess ist eher wellenförmig – es gibt viele Täler, doch langfristig gelangen Sie auf ein immer höheres Niveau von Gesundheit und Vitalität. Gefühle von Misserfolg und Frustration können Sie vermeiden, indem Sie sich von unrealistischen Vorstellungen trennen. In allen Phasen der Ernährungsumstellung sollten Sie sanft und liebevoll mit sich selbst sein.

- Ein neues Ernährungsverhalten gedeiht am besten in einem Umfeld von Freunden, die Ihre Motive verstehen und Sie in Ihrer Umstellung unterstützen.
- Suchen Sie den Umgang mit Menschen, mit denen Sie Ihr Bestreben nach einer gesunderen Ernährungs- und Lebensweise teilen können.

10

Wie Sie sich vor schädlichen Strahlen schützen können

Eine der alarmierendsten und bedrohlichsten Gefahren für unsere Gesundheit ist die Strahlung, der alle ausgesetzt sind. In diesem Kapitel werden wir uns mit den Ursachen beschäftigen. Sie werden erfahren, warum Strahlung krank machen kann und wie Sie sich und Ihre Familie durch die Ernährung teilweise vor Strahlenschäden schützen können. Erfreulicherweise schützt uns die von mir auch aus ernährungsphysiologischer Sicht empfohlene Kost auch am besten vor gesundheitsschädigenden Strahlen. Eine rohkostorientierte vegetarische Nahrung dient der Gesundheit in mannigfaltiger Weise. Denken Sie, dass die schöpferische Quelle der uns in Genesis 1,29 offenbarten ursprünglichen Ernährungsempfehlung womöglich von dieser schützenden Wirkung naturbelassener Nahrung wusste?

Es gibt folgende Ursachen für eine erhöhte Strahlenbelastung:

- radioaktiver Fallout aus Atomtests
- größere Störfälle in Atomkraftwerken wie jene auf der Three-Mile-Island in den USA oder in Tschernobyl
- Unfälle in Sterilisations- und Nahrungsmittelbestrahlungsinstituten
- der Öffentlichkeit unbekannte, weniger dramatische Störfälle in Kernkraftwerken, bei denen Radioaktivität freigesetzt wurde
- die regelmäßige, unvermeidbare Freisetzung von radioaktiver Strahlung aus Industrien, die mit nuklearer Technologie arbeiten
- bei medizinischen Verfahren wie Röntgen, Fluoroskopie, Mammografie und Computertomografie freigesetzte Strahlung
- die militärische Nutzung der Atomtechnologie: kleinere Zwischenfälle bei Transport und Lagerung von Atomwaffen und in Atom-U-Booten
- Radongas
- Zigarettenkonsum

Unfälle in Atomkraftwerken ereignen sich wesentlich häufiger, als gemeinhin angenommen wird. In dem in den USA veröffentlichten *Radiation Protection Manual* wird von 2974 Zwischenfällen in Kernkraftwerken berichtet, die in den offiziellen Dokumenten der Nuklearaufsichtsbehörde der Vereinigten Staaten vermerkt sind. Dies ist die Bilanz eines einzigen Kalenderjahres – 1985. Laut eines im September 1985 verfassten Berichts der US-Regierung kam es in den Jahren 1971 bis 1984 in 14 verschiedenen westlichen Nationen zu 151 schweren Zwischenfällen in Atomkraftbetrieben.

Die fehlende zivile Kontrolle militärischer Atomanlagen birgt ein weiteres Risiko. Ein Beispiel hierfür ist die vom US-Konzern *General Electric* betriebene Hanford-Anlage im Bundesstaat Washington. In den 1940er und 1950er Jahren waren 250 000 Menschen im Umkreis dieser Waffenfabrik einer Strahlungsbelastung ausgesetzt, die in ihrer Intensität 3000 Thoraxröntgenuntersuchungen pro Jahr entsprach. Dieser Skandal wurde erst Jahrzehnte später aufgedeckt. Auch bei den regelmäßig auftretenden Störfällen in Atom-U-Booten werden gefährliche Mengen an Radioaktivität freigesetzt.

Eine weitere Gefahrenquelle ist Radongas. Radon ist ein radioaktives Nebenprodukt beim natürlichen Zerfall von Uran. Es kommt in Granitfelsen, Schiefer, Phosphatsteinen sowie in Zement vor, der mit uranhaltigen Phosphaten, Gipsverbindungen oder Steinen hergestellt wurde. Aus diesen Quellen wird das Radongas freigesetzt und zieht allmählich nach oben. In schlecht belüfteten Räumen und Gebäuden ist es mitunter in bedenklich hohen Konzentrationen nachweisbar. Laut Dr. Steven Schechter hält das Nationale Krebsinstitut der Vereinigten Staaten die Einatmung von Radongas für die Ursache von 30 000 Lungenkrebstodesfällen pro Jahr. Nach Angaben der amerikanischen Umweltbehörde EPA aus dem Jahre 1988 sind in 20 Prozent aller Wohnungen und Häuser in den USA potenziell toxische Konzentrationen von Radongas messbar. Achten Sie daher in all Ihren Räumen auf eine gute

Belüftung. Risse im Kellerboden müssen sorgfältig abgedichtet werden, um den Aufstieg von Radongas zu verhindern.

Auch wenn es seltsam klingen mag – Zigarettenrauch ist eine weitere gefährliche Strahlungsquelle. Laut Dr. Schechter gelangen beim Inhalieren von Zigarettenrauch zwei verschiedene radioaktive Partikel in die Lunge: Polonium-210 und Blei-210. Diese beiden Verbindungen sind Abbauprodukte beim Zerfall von Radium-226. Radium-226 kommt in phosphathaltigen Düngemitteln und im konventionellen Tabakanbau vor. Des Weiteren wurden im Zigarettenrauch die radioaktiven Isotope Radium-226 und Kalium-40 nachgewiesen. In einem in der wissenschaftlichen Fachpublikation *American Scientist* veröffentlichten Artikel schreibt Dr. Edward Martell, dass die beim Inhalieren von Tabakrauch aufgenommenen radioaktiven Elemente eine Alphastrahlenbelastung erzeugen, die viele Hundert Mal stärker ist als die natürliche Hintergrundstrahlung der Erde. Laut Dr. Martell enthalten Krebstumore in den Lungen und lungennahen Lymphknoten von Rauchern hohe Konzentrationen von Polonium-210 und Blei-210.

Die meisten Menschen sind der Ansicht, die gefährlichsten Strahlenbelastungen entstünden bei Atombombenexplosionen. Dies ist jedoch keineswegs der Fall. Die schlimmsten zellulären Strahlenschäden ergeben sich aus der langfristigen Einwirkung geringer Strahlenmengen. Wasser, Luft und Erde sind mit radioaktiven Partikeln belastet, die in die zelluläre Struktur unserer Lebensmittel gelangen. Durch das permanente Einwirken geringer Strahlungskonzentrationen entstehen im Organismus ständig große Mengen an freien Radikalen, die die Entstehung von Krebs begünstigen und zu tödlichen Strahlenkrankheiten führen können.

Ein freies Radikal entsteht, wenn ein Molekül, welches ein hochreaktives Elektron besitzt, sich Elektronen von anderen Atomen „stiehlt". Das Elektronengleichgewicht freier Radikale ist gestört. Sie gleichen dies aus, indem sie sich Elektronen von anderen Molekülen holen, die dadurch ihrerseits in ein Ungleichgewicht geraten und wiederum andere Moleküle schädigen. Ein Teufelskreis beginnt. Wenn die Atome unseres Körpers Elektronen verlieren, wird die Struktur und Funktion unserer Gewebe beeinträchtigt. Freie Radikale können Fette, Enzyme und Eiweiße zerstören und damit den Tod von Zellen herbeiführen. Besonders destruktiv ist die Wirkung freier Radikale auf die Zellmembran und die intrazellulären Strukturen. Dadurch kann die DNS- und RNS-Struktur ebenso geschädigt werden wie die Proteinsynthese und der Zellstoffwechsel allgemein. Freie Radikale begünstigen Querverbindungen in Gewebseiweißen. Die Struktur der Proteine verändert sich, und die Eiweiße können sich ineinander verhaken. In diesem Zustand erfüllen sie nicht mehr ihre normalen Funktionen. Dieser Vorgang beschleunigt den Alterungsprozess.

Freie Radikale können Entzündungen verursachen sowie Lungenzellen und Blutgefäße schädigen. Sie begünstigen Mutationen und degenerative Krankheiten wie Krebs. Zudem beeinträchtigen sie die Leistungsfähigkeit unseres Immunsystems. Auf feinstofflicher Ebene stören und erschöpfen freie Radikale die SOEFs eines Organismus. Viele Altersforscher sehen in den freien Radikalen die treibende Kraft des Alterungsprozesses.

Die enormen gesundheitlichen Gefahren, die aus einer chronischen Einwirkung niedriger Strahlenkonzentrationen resultieren, wurden 1972 von dem kanadischen Physiker Dr. Abram Petkau entdeckt. Petkau konnte nachweisen, dass Zellmembranen durch die langandauernde Einwirkung geringer Strahlungsmengen wesentlich stärker geschädigt werden als durch eine kurzfristige hohe Belastung. Dabei war die Strahlendosis insgesamt gleich hoch. Petkaus Forschungsarbeiten zufolge resultieren die Zellschäden hauptsächlich aus der Entstehung von freien Radikalen. Nach Angaben des weltbekannten Physikers und Strahlenexperten Ernest Sternglass haben Petkaus Studien bewiesen, dass die durch Niedrigstrahlung entstehenden freien Radikale 1000-mal größere Schäden anrichten als die gleiche Strahlendosis, die auf einmal und nur kurzfristig auf den Organismus einwirkt.

Dr. Petkaus Entdeckungen führten zu einer grundlegend neuen Sichtweise in der Wissenschaft. Bis 1972 hielt man es für zulässig, Grenzwerte zu bestimmten, die festlegen sollten, wie viel radioaktive Strahlung aus Atomtests, Kernkraftwerken und militärischen Anlagen freigesetzt werden darf, ohne gesundheitsgefährdend zu sein. Die Grundlage für die Berechnung der Grenzwerte waren dabei die Erkenntnisse über die schädlichen Auswirkungen kurzfristig einwirkender hoher Strahlungskonzentrationen, wie sie zum Beispiel nach einer Atombombenexplosion entstehen. Die Wissenschaftler gingen damals noch davon aus, dass kurzfristig einwirkende hohe Strahlungsmengen sehr schädlich seien, während die chronische Einwirkung niedriger Strahlenkonzentrationen als ungefährlich betrachtet wurde. Doch in Wirklichkeit ist es viel gefährlicher, wenn eine bestimmte Strahlungsdosis gleichmäßig verteilt über längere Zeiträume auf uns einwirkt, als wenn wir sie auf einen Schlag abbekommen. Die Schäden, die aus einer chronischen Strahlenbelastung resultieren, können tausend Mal gravierender sein, als man es bis Anfang der 70er Jahre für möglich hielt. Bei Niedrigstrahlung kommt es zu einer massiven Produktion von freien Radikalen im Organismus. Je länger die Strahlungsbelastung andauert, umso niedriger wird die Strahlendosis, bei der es zu Zellmembranschädigungen kommt. Leider bestätigt die Realität Petkaus Erkenntnisse. Die Krebs- und Leukämieraten sind 100- bis 1000-mal höher, als es nach Hiroshima von Wissenschaftlern prognostiziert wurde. Wir wissen mittlerweile, dass es keine „ungefährliche" Strahlungsdosis gibt, da die gesundheitlichen Gefahren geringer Strahlenkonzentrationen immer mehr zunehmen, je länger sie auf einen Organismus einwirken. Der bekannte Atomphysiker und Arzt John Gofman schreibt in *Radiation and Human Health:*

> *„Eine schädliche Wirkung, wie zum Beispiel die Entstehung von Krebserkrankungen, entsteht bei jeder Einwirkung radioaktiver Strahlen — auch bei den geringstmöglichen Dosierungen und Dosisraten."*

Dr. Karl Z. Morgan, der 30 Jahre lang die Physikabteilung des *Oak Ridge National*-Laboratoriums in den USA leitete, äußerte sich im Jahre 1978 zu den neuen Erkenntnissen über die Schädlichkeit radioaktiver Strahlen wie folgt:

> *„Es gibt keine Schwelle, unterhalb deren Strahlenbelastungen ungefährlich sind. Es gibt keine Strahlendosis, die so niedrig ist, dass von ihr kein Risiko bösartiger Tumorerkrankungen ausgeht. Außer einem erhöhten Krebsrisiko ergibt sich aus jeglicher Einwirkung radioaktiver Strahlen die Gefahr von Erbgutschäden und rezessiven Mutationen.“*

In ihrem Buch *Radiation Protection Manual* schreibt Dr. Lita Lee, dass jeder US-Amerikaner einer jährlichen geschätzten Strahlendosis von 360 Millirem ausgesetzt ist. Noch wenige Jahre zuvor wurde die Strahlenbelastung auf 170 Millirem geschätzt. Der von der Regierung für die Zivilbevölkerung festgelegte Grenzwert liegt bei 500 Millirem. Allerdings ist dies ein Grenzwert, dessen Unterschreitung keineswegs gesundheitliche Schäden ausschließt. Es handelt sich bei diesem Wert um einen Kompromiss zwischen Politikern und wirtschaftlichen Interessengruppen. Wir alle sind ständig einer hohen Strahlenbelastung ausgesetzt. Am stärksten betroffen sind jene, die in der Nähe von Atomkraftwerken leben. Im Jahre 1990 gab der damalige US-Energieminister James Watson zu, dass in den 1940er und 1950er Jahren große Mengen an Radioaktivität aus der Hanford-Nuklearanlage freigesetzt wurden. Die Schilddrüsen und andere Organe von Kindern, die zu jener Zeit in der Nähe des im US-Bundesstaat Washington befindlichen Hanford-Reaktors lebten, kamen dadurch mit enorm hohen Strahlenkonzentrationen in Kontakt. Die Jod-131-Werte betrugen phasenweise 25 Gray. Dies liegt um das 5-Fache über dem Grenzwert für die Jod-131-Aufnahme pro Jahr.

Der Arzt und Physiker John Gofman wurde von der US-Atomenergiekommission beauftragt, die gesundheitlichen Auswirkungen von Strahlenbelastungen zu erforschen. Gofman fand, dass die Strahlungsbelastung in einem direkten, linearen Zusammenhang mit der Krebshäufigkeit steht. Der zulässige Grenzwert für die radioaktive Strahlung, die von einem Atomkraftwerk freigesetzt werden darf, betrug damals 170 Millirem. Gofman prognostizierte damals, dass eine solche Strahlungsbelastung zu 16 000 bis 32 000 zusätzlichen Krebstodesfällen pro Jahr führen werde. Nach Angaben des Journalisten Harvey Wasserman stand der Zwischenfall im Three-Mile-Island-Kernkraftwerk in direktem Zusammenhang mit der in den Folgejahren erhöhten Krankheitshäufigkeit der Anwohner. Die Krebsrate stieg um das 7-Fache, und bei 58 Prozent aller Geburten traten Komplikationen auf.

Bei einer Flugreise von etwa 3000 Kilometern sind wir einer Strahlungsbelastung von mehreren hundert Millirem ausgesetzt. Bei einer Röntgenuntersuchung des Beckens wirken 300 bis 500 Millirem auf uns ein. Bei einer Thoraxröntgenaufnahme sind es 10 bis 500 Millirem und beim Röntgen der Zähne 100 bis 1000 Millirem. Dr. Gofmans Schätzungen zufolge werden alljährlich 45 000 Krebstodesfälle von medizinischen Röntgenuntersuchungen verursacht. Eine Fülle von wissenschaftlichem Beweismaterial dokumentiert, dass Kernkraftwerke, militärische Nuklearanlagen, medizinisch genutzte Röntgengeräte sowie Nahrungsmittelbestrahlungsinstitute eine gravierende gesundheitliche Gefahr darstellen.

Radioaktive Strahlung ist bei Weitem schädlicher als Chemikalien oder Pestizide. Radioaktive Isotope können in verschiedenen Organen unseres Körpers gespeichert werden. Laut Dr. Sternglass besitzt jedes Elektron, das von einem radioaktiven Atomkern ausgestrahlt wurde, eine Energie von mehreren Millionen Elektronenvolt. Diese Energie kann etliche Millionen Moleküle in lebendigen Zellen beeinträchtigen. Die radioaktiven Isotope setzen Strahlung frei, während sie zerfallen. Wenn sich bestimmte Isotope wie Jod-131 in der Schilddrüse anreichern, kann die von ihnen abgegebene Strahlung Zellmembranen schädigen, Enzyme inaktivieren, den Zellstoffwechsel verändern und eine krankhafte Zellteilung verursachen. Die Speicherung von radioaktiven Isotopen in lebenswichtigen Organen ist besonders nachteilig, weil diese Organe dadurch einer permanenten Strahlenbelastung ausgesetzt sind.

Aufgrund ihrer langen Halbwertszeiten werden wir diese radioaktiven Isotope nicht so schnell wieder los. Strontium-90 ist 560 Jahre, Plutonium-239 ist 500 000 Jahre, Cäsium-137 ist 600 Jahre und Jod-131 ist 160 Tage lang radioaktiv.

Dr. Sternglass verweist auf epidemiologische Studien, denen zufolge die Sterblichkeitsrate in der Umgebung von Kernkraftwerken ansteigt. Die gleiche Entwicklung wurde vor einigen Jahrzehnten beobachtet, als regelmäßig oberirdische Atombombentests durchgeführt wurden. Demgegenüber ist in Regionen, in deren Nähe es weder Kernkraftwerke noch militärische Nuklearanlagen gibt, laut Dr. Sternglass ein Absinken der Sterblichkeitsrate zu verzeichnen.

Die Engländerin Dr. Alice Stewart entdeckte, dass die Kinder von Frauen, die während der Schwangerschaft geröntgt wurden, doppelt so häufig an Leukämie erkranken wie Kinder, die im Mutterleib keiner Röntgenbelastung ausgesetzt waren. Selbst geringe Strahlungsmengen, die in etwa der jährlichen Dosis an natürlicher Hintergrundstrahlung entsprechen, führen bei ungeborenen Kindern zu einer Verdoppelung des Krebsrisikos. Besonders schädlich wirken Röntgenstrahlen offensichtlich in den ersten drei Monaten der Schwangerschaft. Bei Kindern, die in den ersten Monaten im Mutterleib Strahlenbelastungen ausgesetzt sind, stellte Dr. Stewart ein um das 12-Fache über dem Normalwert liegendes Risiko fest, im Kindesalter an Leukämie zu erkranken.

Die bis zu 1000-fach höhere Strahlungsempfindlichkeit ungeborener Kinder erklärt womöglich auch, warum Dr. Sternglass nach erhöhten radioaktiven Belastungen wie Atomversuchen oder nuklearen Katastrophen wie Tschernobyl eine enorm erhöhte Sterblichkeitsrate unter Säuglingen und Kleinkindern feststellen konnte. Laut Dr. Sternglass speichern Ungeborene und Säuglinge, die radioaktiver Strahlung ausgesetzt sind, gesundheitsschädigende Elemente in verschiedenen Bereichen des Körpers. Strontium-90 kann das Immunsystem schädigen, da es sich bevorzugt im Knochenmark anreichert, wo die Immunzellen gebildet werden.

Das Isotop Jod-131, das im Mutterleib über die Plazenta oder im Säuglingsalter über die Milch aufgenommen werden kann, beeinträchtigt die Funktion der Schilddrüse. Dies kann im Säuglingsalter zu schweren Wachstums- und Stoffwechselstörungen führen. Durch den radioaktiven Zerfall von Strontium-90 wird die Thymusdrüse geschädigt, die für die Entwicklung des Immunsystems wichtig ist. Strontium-90 und seine radioaktiven Zerfallsprodukte können sich weiterhin in der Hypophyse und den Gonaden anreichern und die Funktion dieser endokrinen Drüsen empfindlich stören. Bei der Mutter sind die Drüsen an der Steuerung des Geburtsvorgangs beteiligt. Eine durch radioaktive Partikel verursachte Störung des Hormonhaushalts ist wahrscheinlich einer der Gründe für die bedenkliche Zunahme der Fehl- und Frühgeburten, die seit der Ära der Atombombenversuche und insbesondere nach Tschernobyl zu verzeichnen ist.

Nach Angaben von Dr. Sternglass treten in der Schilddrüse von ungeborenen Kindern 100-mal höhere Jod-131-Konzentrationen auf als in der Schilddrüse Erwachsener. Da diese radioaktive Vergiftung der Schilddrüse das Wachstum und die Entwicklung sämtlicher Organe beeinträchtigt, hält Dr. Sternglass dies für die Ursache zahlreicher in den letzten Jahrzehnten immer häufiger auftretender Gesundheitsstörungen. Seit Beginn des Atomzeitalters kommt es zu einer rasanten Zunahme an Gehirnschäden und Legasthenie. Immer häufiger werden untergewichtige Kinder geboren. In einer Studie konnte Dr. Sternglass einen eindeutigen Zusammenhang zwischen Strahlung und Gehirnschäden feststellen. Untersucht wurden dabei die vorgeburtliche Strahlungsbelastung und die intellektuellen

Fähigkeiten der betroffenen Kinder 18 Jahre später. Bei jenen Personen, die im Mutterleib in der Nähe von Atomtestgebieten wohnten, zeigte sich ein deutlich schwächeres Abschneiden bei dem für die Schul- und Universitätszulassung in den USA üblichen Test SAT. Laut Dr. Sternglass kann es im Laufe von Jahrzehnten zu einem deutlichen Rückgang des durchschnittlichen Intelligenzquotienten einer Nation kommen, wenn ihre ungeborenen Kinder massiven Strahlenbelastungen ausgesetzt werden.

Im September 1987 präsentierte Dr. Sternglass in New York Statistiken über die Auswirkungen des Reaktorunfalls im sowjetischen Tschernobyl ein Jahr zuvor. Allein die Folgen, die diese Katastrophe in den Vereinigten Staaten nach sich zog, dokumentieren die gravierenden gesundheitlichen Gefahren, denen wir uns durch die Nutzung der Atomenergie aussetzen. Unmittelbar nach der Ankunft aus Tschernobyl stammender radioaktiver Fallout-Wolken kam es im Mai 1986 an der Westküste der USA zu einem 54-prozentigen Anstieg der Kindersterblichkeitsrate. Der US-Bundesstaat Washington war am stärksten betroffen. In dieser Region kam es zu einem 245-prozentigen Anstieg. In Kalifornien stieg die Säuglingssterblichkeit im Juni 1986 um 48 Prozent gegenüber dem Vorjahr. In den Monaten Juli und August gab es ähnlich hohe Todesfallraten. In Massachusetts war nach Tschernobyl die höchste Steigerung der Kindersterblichkeit zu verzeichnen: um 900 Prozent. In Massachusetts kam es außerdem zu einem 70-prozentigen Rückgang der Lebendgeburten.

In den gesamten USA ging die Zahl der Lebendgeburten in den Monaten nach Tschernobyl drastisch zurück. Die Fruchtbarkeitsrate der US-amerikanischen Bevölkerung ging im Juli und August 1986 um 8,3 Prozent zurück und erreichte den niedrigsten Wert, der jemals in den USA festgestellt werden konnte. In den acht Monaten nach Tschernobyl gab es insgesamt 60 000 Lebendgeburten weniger als in vergleichbaren Zeiträumen der vorangegangenen Jahre. Im September wurde die normale Rate der Lebendgeburten wieder erreicht. All diese Statistiken deuten darauf hin, dass die radioaktiven Partikel der aus Tschernobyl stammenden Falloutwolken für den drastischen Rückgang der Lebendgeburten und die deutliche Zunahme der Fehl- und Todgeburten sowie der Säuglingssterblichkeitsrate in den USA verantwortlich waren. Auch mittelschwere und geringfügige Zwischenfälle in Atomkraftwerken, die immer wieder mal vorkommen, gefährden unsere Gesundheit und insbesondere die unserer Kinder. Dennoch wird die Kernenergie nach wie vor von fast allen Regierungen der westlichen Industrienationen gefördert.

Wenn unsere Politiker uns nicht schützen wollen, müssen wir uns selbst bemühen, diese potenziell tödliche Gefahr abzuwenden. Eine Möglichkeit hierzu bietet die Ernährung.

Den statistischen Auswertungen von Dr. Sternglass zufolge steht die in Neuengland verzeichnete dramatische Zunahme perinataler Todesfälle in direktem Zusammenhang mit dem Anstieg der Menge radioaktiver Jodisotope im Trinkwasser. Als die radioaktiven Fallout-Wolken meinen damaligen Wohnort in Kalifornien erreichten, bedeckte ich meinen Garten bei jedem Regen mit einer Plastikfolie. Der Anstieg der Jod-131-Werte im Trinkwasser führte binnen kürzester Zeit auch zu einem Anstieg des Jod-131-Gehalts in der Milch. Der kurzfristige, deutliche Anstieg der Todesfallraten und der bald darauf eingetretene Rückgang der Werte lassen vermuten, dass dafür radioaktive Isotope mit relativ kurzer Halbwertszeit verantwortlich waren. Jod-131 hat eine Halbwertszeit von 8 Tagen und setzt 160 Tage lang Radioaktivität frei. Obgleich ungeborene Kinder und Säuglinge aufgrund ihrer erhöhten Strahlenempfindlichkeit am stärksten geschädigt wurden, kam es auch bei anderen Altersgruppen zu einer Zunahme der Sterblichkeitsrate. Spitzenreiter war auch hier der US-Bundesstaat Massachusetts, in dem die Zahl der Todesfälle nach Tschernobyl um 43 Prozent stieg. Danach folgten Kalifornien und Washington mit einer 39- bzw. 40-prozentigen Erhöhung der Todesrate. In den acht Monaten nach Tschernobyl starben in den USA 35 000 Menschen mehr als in vergleichbaren Zeiträumen vorangegangener Jahre. Die Auswirkungen der radioaktiven Falloutwolken aus Tschernobyl auf die Bevölkerung der Vereinigten Staaten bestätigen die von Dr. Sternglass bereits zuvor festgestellten erhöhten Sterblichkeitsraten, von denen die Anwohner von Kernkraftwerken betroffen sind. Im Zusammenhang mit dem Reaktorunfall in Tschernobyl schreibt Sternglass:

> *„Die Radioaktivität hat ähnliche Auswirkungen wie die starke Verschmutzung der Luft mit radioaktiven Partikeln, die in den 1950er und 1960er Jahren im Anschluss an die damals häufigen oberirdischen Atomwaffenversuche auftrat."*

Nach Angaben der Autorin des Buches *Diet for the Atomic Age,* Sara Shannon, lebten im Jahre 1980 30 Millionen US-Amerikaner in einer Entfernung von weniger als 48 Kilometern zu Kernkraftwerken oder Atomwaffenanlagen. In diesem Radius ist die radioaktive Strahlenbelastung besonders hoch.

Die meisten Regierungen ziehen es vor, diese Gefahren zu ignorieren. Wir können aber einiges tun, um die negativen Auswirkungen radioaktiver Strahlung möglichst gering zu halten. Neben der allgemeinen Empfehlung, einen möglichst gesunden Lebenswandel zu pflegen, gibt es eine spezifische, vor Strahlung schützende Ernährung.

Die beste Maßnahme ist stets, die eigene Anfälligkeit für schädliche Einflüsse durch eine Kräftigung des Allgemeinzustands zu verringern. Bei der Festlegung von Grenzwerten für Menschen, die in ihrem Beruf höheren Strahlenbelastungen ausgesetzt sind, wird die individuelle Strahlenempfindlichkeit leider nicht berücksichtigt. Dies betrifft zum Beispiel die Beschäftigten in Atomkraftwerken oder das in der Nuklearmedizin und der Röntgendiagnostik tätige medizinische Personal. Durchschnitts- oder Grenzwerte berücksichtigen nicht, dass Menschen, deren Gesundheitszustand nicht mehr optimal ist, bereits bei geringen Dosierungen gravierende Schäden davontragen können. In einer im *Journal of Epidemiology and Community Health* im Jahre 1982 veröffentlichten fünfjährigen Studie über die Spätfolgen von Atombombenstrahlung konnte Dr. Alice Stewart dies eindrucksvoll nachweisen. Stewart bewies, dass die gesündesten Menschen stets die besten Überlebensraten hatten.

In seinem 1972 im *New England Journal of Mediane* erschienenen Beitrag schreibt Dr. Irwin Bross darüber, wie sich das Leukämierisiko von Kindern bestimmen lässt. Auf der Grundlage der Röntgenstrahlenbelastung, der die Kinder ausgesetzt waren, konnte Brown ein teilweise um das 25-Fache erhöhtes Leukämierisiko feststellen. Seinen Angaben zufolge ist es unsinnig, von „unbedenklichen Strahlenbelastungen" zu sprechen, die man anhand von „Durchschnittsbelastungen" und „durchschnittlichen Individuen" errechnet. Es gibt einfach keinen für alle gültigen Grenzwert, dessen Unterschreitung das Auftreten von gesundheitlichen Schäden in der Bevölkerung ausschließt. Insbesondere kranke oder ältere Menschen sind die Leidtragenden dieser Denkweise. Von jeder Strahlenbelastung gehen ernst zu nehmende gesundheitliche Risiken aus, auch wenn die Dosierung noch so gering ist.

Die vier Prinzipien der Strahlenschutzernährung

Am anfälligsten für Strahlenschäden sind ungeborene Kinder, Säuglinge und Kleinkinder sowie kranke und ältere Menschen. Die älteren Menschen sind deswegen gefährdet, weil ihr Immunsystem häufig schwächer ist und sich im Laufe ihres Lebens bereits eine beträchtliche Strahlenbelastung angesammelt hat. Doch unabhängig davon, ob Sie zu einer Risikogruppe gehören oder sich bester Gesundheit erfreuen, können Sie die negativen Auswirkungen von Strahlenbelastungen durch eine gesunde Lebens- und Ernährungsweise stark reduzieren. Besonders wichtig ist dabei der Verzehr bestimmter Lebensmittel und Kräuter, die vor radioaktiver Strahlung schützen.

Die Strahlenschutzernährung basiert auf vier Prinzipien. Das erste ist das Prinzip der selektiven Aufnahme. Wenn ein Organismus über ausreichende Mengen an Mineralstoffen verfügt, sind seine Zellen mit Mineralien übersättigt. Dadurch können radioaktive Mineralien nicht mehr so leicht resorbiert werden. So ist zum Beispiel das radioaktive Element Strontium-90 Kalzium- und Jodatomen ähnlich. Wenn sich im Körper genügende Mengen an Kalzium oder Jod befinden, kann das Strontium-90 nicht mehr so leicht aufgenommen werden. Befindet sich der Organismus hingegen an der Schwelle zum Mineralienmangel, begünstigt dies die Resorption von Strontium-90 und Jod-131. Wenn radioaktive Mineralien in den Körper gelangen, führen sie unmittelbar zu einer erhöhten Strahlenbelastung der umliegenden Zellen und Gewebe. Jedes Element wird von denjenigen Organen des Körpers angezogen, in denen es normalerweise benötigt wird. Der Tabelle auf Seite 218 können Sie entnehmen, zu welchen Organen die häufigsten radioaktiven Elemente eine Affinität besitzen. Des Weiteren finden Sie die gesunden Mineralien, durch die sich die Resorption radioaktiver Partikel blockieren lässt.

Das zweite Prinzip einer vor Strahlung schützenden Ernährungsweise ist die Chelatbildung. Es gibt manche Lebensmittel, die radioaktives Material aktiv anziehen und über den Darm ausscheiden können.

Das dritte Prinzip ist die hohe Aufnahme antioxidantisch wirkender Vitalstoffe und Enzyme, die die bei der Strahlenbelastung entstehenden freien Radikale neutralisieren.

Das vierte Prinzip besagt, dass manche Lebensmittel und Kräuter gezielt vor radioaktiven Strahlen und medizinischen Strahlenbehandlungen schützen.

Es bestehen noch weitere Möglichkeiten, sich vor Strahlenschäden zu bewahren. Im Jahre 1980 wurde im *International*

Journal of Radiation Biology eine Studie veröffentlicht, der zufolge der pH-Wert der Zellflüssigkeit die Reaktion der Zelle auf Strahleneinwirkungen beeinflusst. Laut Sara Shannon deuten viele Studien darauf hin, dass ein leicht alkalischer bis ausgeglichener pH-Wert des Körpers die Resistenz gegen Strahlenbelastungen fördert.

Durch den Verzicht auf das Rauchen lässt sich die selbst verursachte Strahlenschädigung drastisch reduzieren. Dr. Schetzer hat errechnet, dass sich ein Mensch, der täglich eine Schachtel Zigaretten raucht, einer Strahlenbelastung aussetzt, die mit 300 Röntgenaufnahmen des Brustkorbs pro Jahr vergleichbar ist. Es empfiehlt sich weiterhin, nicht in unmittelbarer Nähe von Kernkraftwerken zu wohnen und unnötige Röntgenaufnahmen zu vermeiden.

Strahlenschutz durch selektive Aufnahme

Das Prinzip der selektiven Aufnahme ermöglicht uns, die schädlichen Auswirkungen radioaktiver Strahlung zu reduzieren. Bei den Untersuchungen der Tschernobyl-Opfer erwies sich radioaktives Jod-131 als eine der Hauptursachen für Strahlenkrankheiten und Todesfälle. In einem im November 1987 erschienenen Beitrag im *East-West Journal* berichtet Dr. Schechter über die Forschungstätigkeit des Radiologen Dr. Rüssel Morgan von der *Johns-Hopkins*-Universität. Laut Morgan kann die tägliche Einnahme von 1 Milligramm Jod bei Kindern sowie 5 Milligramm Jod bei Erwachsenen die Menge des in die Schilddrüse eingelagerten radioaktiven Isotops Jod 131 um 80 Prozent reduzieren. Diese Menge an Jod ist in 5 bis 10 Kelp-Tabletten oder 1 bis 2 Teelöffeln Kelp-Pulver enthalten. Zur Prophylaxe eignet sich für Erwachsene die Einnahme von 1 Milligramm Jod pro Tag. Diese Jodmenge lässt sich mühelos über den Verzehr verschiedener Algenarten aufnehmen. Neben Algen gibt es noch zahlreiche andere Lebensmittel, die einen hohen Jodgehalt aufweisen: grüne Steckrüben, wild gewachsener Knoblauch und Zwiebeln, Brunnenkresse, Kürbisse, Spinat, Spargel, Grünkohl, Zitrusfrüchte, Ananas und Wassermelonen. Aufgrund des regional unterschiedlichen Jodgehalts der Böden kann der Jodgehalt dieser Lebensmittel allerdings variieren (siehe Tabelle auf Seite 219).

Eine zu hohe Jodaufnahme kann die Schilddrüse übermäßig anregen. Wenn Sie unter Schilddrüsenstörungen, Hyperaktivität oder Herz-Kreislauf-Krankheiten leiden, sollten Sie Ihren Arzt oder Heilpraktiker konsultieren, bevor Sie den Verzehr jodhaltiger Produkte wie Kelp und anderer Meeresalgen steigern.

Außerdem können Sie Ihre Strahlenbelastung verringern, indem Sie auf Lebensmittel verzichten, die hoch belastet sind. In tierischen Produkten lassen sich mitunter bedrohlich hohe Konzentrationen radioaktiver Mineralien nachweisen. Radioaktive Partikel können aus der Luft stammen, wie beim Fallout, oder auch aus dem Wasser. Bei einem Unfall in einer Nuklearanlage im US-Bundesstaat Georgia wurden die umliegenden Gewässer mit Cäsium-137 verseucht. Studien der Universität Heidelberg aus dem Jahre 1978 zufolge enthält Kuhmilch etwa 15-mal und Rindfleisch 30-mal höhere Konzentrationen radioaktiver Isotope als Blattgemüse. Wurzelgemüse weisen 4-mal höhere Werte als Blattgemüse und 3-mal höhere Werte als Getreide auf. In strahlungsbelasteten Regionen sind Fische von allen Lebensmitteln stets am stärksten verseucht. Besagte Studie konnte in Fischen eine 15-mal höhere Konzentration radioaktiver Nukleotide feststellen als in Blattgemüsen. Süßwasserfische sind wesentlich stärker belastet als Salzwasserfische, da diese Zugang zu mehr Mineralien haben und somit besser geschützt sind.

Ganz allgemein gilt die Regel, dass Lebensmittel umso geringer mit Radioaktivität belastet sind, je tiefer sie sich in der Nahrungskette befinden. Die größte Gefahr geht von den an der Spitze der Nahrungskette stehenden Lebensmitteln wie Milchprodukten und Fleisch aus. Milch ist die Hauptquelle von

Strontium-90 in der Nahrung und enthält zudem häufig bedenklich hohe Konzentrationen von Jod-131. Man könnte annehmen, dass die radioaktive Gefahr umso geringer wird, je weiter man von der Strahlenquelle entfernt ist. Durch den Transport radioaktiver Partikel über Luftstrom und Nahrungskette verliert dieses Prinzip jedoch seine Gültigkeit. Somit konnten nach Tschernobyl selbst in weit entfernten Regionen wie dem US-Bundesstaat Massachusetts bedrohliche Strahlenbelastungen auftreten. Durch die Bevorzugung pflanzlicher Lebensmittel, die in der Nahrungskette weit unten stehen, haben wir die Möglichkeit, die Aufnahme von radioaktiven Isotopen über die Nahrung zu reduzieren.

Chelatbildner

Auch durch Chelatbildner lässt sich die Strahlenbelastung verringern. Der geeignetste Chelatbildner zur Entfernung radioaktiven Materials aus dem Körper ist Natriumalginat. Den an der *McGill*-Universität in Kanada von Yukio Tanaka durchgeführten Studien zufolge kann die von den Knochen resorbierte Menge an Strontium-90 durch die Einnahme von Natriumalginat um 53 bis 80 Prozent reduziert werden. Die Meeresalgen mit dem höchsten Gehalt an Natriumalginat gehören zur Kelp-Familie. Außer Kelp sind dies Arame, Wakame, Kombu und Hijiki. Dr. Schechter berichtet von weiteren Studien, denen zufolge Natriumalginat nicht nur vor der Aufnahme von Strontium-90 schützt, sondern auch das Herauslösen bereits vorhandener Strontium-90-Einlagerungen aus den Knochen unterstützt. Interessanterweise führt Natriumalginat auch zu keiner Beeinträchtigung der Kalziumresorption. Eine von dem in Diensten der US-Umweltbehörde EPA stehenden Wissenschaftlers J. F. Sara in Zusammenarbeit mit A. Huag durchgeführte Studie, die in *Composition and Properties of Alginates, Report no. 30* veröffentlicht wurde, ergab, dass Alginat außer Strontium-90 auch andere Schwermetalle und radioaktive Partikel wie Barium, Blei, Plutonium, Cäsium und Cadmium bindet. Laut Studien von Tanaka reduziert die Einnahme von Alginat die Resorption von Strontium-90, Strontium-85, Barium und Radium um das 12-Fache. Mithilfe des Alginats können diese Elemente in harmlose Salze umgewandelt und aus dem Körper ausgeschieden werden. Nach Angaben von Dr. Schechter weisen die verschiedenen Meeresalgen eine jeweils spezifische Affinität zu bestimmten radioaktiven Elementen auf. Zum Beispiel binden braune Meeresalgen bevorzugt Strontium und Eisen, rote Meeresalgen dagegen vorwiegend Plutonium. Cäsium-137 wird am effektivsten von grünen Algen gebunden.

Die *Atomic Energy Commission* der Vereinigten Staaten hat den Verzehr von Meeresalgen als wirksame Methode anerkannt, die Aufnahme radioaktiver Mineralien zu reduzieren. Sie empfiehlt, mindestens 50 bis 80 Gramm Meeresalgen pro Woche zu essen. Die gleiche Wirkung lässt sich durch die tägliche Einnahme von 10 Gramm (zwei Esslöffeln) Natriumalginat erzielen. Auch Dr. Schechter schlägt im Rahmen seiner Strahlenschutzernährung vor, pro Woche 80 Gramm Meeresalgen zu verzehren. Für akute Strahlenbelastungen empfiehlt Dr. Schechter eine erhöhte Dosis von 2 gehäuften Esslöffeln Alginat 4-mal täglich oder die Einnahme von 110 Gramm Meeresalgen wöchentlich (siehe Tabelle auf Seite 219).

Erfreulicherweise sind die uns vor Strahlenschäden schützenden Meeresalgen überaus wohlschmeckende Lebensmittel. Sie enthalten alle 56 von unserem Körper benötigten Mineralien und Spurenelemente. Ihr Mineralstoffgehalt ist etwa 20-mal höher als jener von Landgemüsen. Sie weisen den höchsten Gehalt an Magnesium, Eisen, Jod und Natrium auf und sind zudem reich an Kalzium und Phosphor. So enthalten zum Beispiel 100 Gramm Hijiki 1270 Milligramm Kalzium.

Meeresalgen sind reich an Vitamin A, Chlorophyll, Enzymen und allen B-Vitaminen. Sie enthalten außerdem die Vitamine E und D, und ihr Vitamin-C-Gehalt ist ebenso hoch wie jener von grünem Gemüse. Meeresalgen sind eine hervorragende Quelle für im menschlichen Organismus verwertbares Vitamin B_{12}. Sie enthalten 25 Prozent Eiweiß, 2 Prozent Fett und verfügen über einen beträchtlichen Faserstoffgehalt. Die Meeresalge *Laver nori* enthält pro Gewichtseinheit doppelt so viel Eiweiß wie Tofu. Gleichzeitig ist der Faserstoffgehalt dieser Meeresalge höher als jener von Haferflocken. Da die meisten Meeresalgen an ihrer Oberfläche noch viel Meersalz enthalten, sollte man sie vor dem Verzehr einweichen und abspülen, um das Salz zu entfernen.

Ein weiterer Chelatbildner, der unseren Körper vor der Resorption radioaktiver Partikel schützt, ist Zybikolin. Dieser in Miso enthaltene Faserstoff eignet sich besonders gut, um radioaktives Material aus dem Körper auszuscheiden. Andere faserstoffreiche Lebensmittel mit chelatbildenden Eigenschaften sind Vollgetreide, Nüsse, Samen und Bohnen. Pektin ist ein löslicher Faserstoff, der in Früchten und Samen, insbesondere in Sonnenblumenkeimlingen, vorkommt und ebenfalls als Chelatbildner wirkt. Auch die in Getreide und Bohnen enthaltenen Phytate sowie schwefelhaltige Aminosäuren, die speziell in Kohlsorten vorhanden sind, verfügen über chelatbildende Eigenschaften. Zudem blockieren Gemüse mit hohem Gehalt an schwefelhaltigen Aminosäuren die Aufnahme von Schwefel-135.

Antioxidanzien

Miso wird häufig als guter Schutz vor strahlenbedingten Krankheiten angepriesen. Miso ist eine basenbildende, fermentierte Paste aus Sojabohnen. Mitunter wird Miso auch als Mischung aus Sojabohnen, Reis oder Gerste zubereitet. Achten Sie darauf, nur unpasteurisiertes Miso zu essen. Es enthält Bakterien und Enzyme, die verdauungsunterstützend wirken und

Das Prinzip der selektiven Aufnahme

Gesunde Mineralien	Radioaktive Mineralien	Geschützte Organe
Kalzium	Barium-140, Radium, Strontium-85, Strontium-90	Knochen
Kalium	Cäsium-134, Cäsium-137, Kalium-40, Kalium-42	Muskeln, Nieren, Leber, Fortpflanzungsorgane
Jod	Jod-131	Schilddrüse und Keimdrüsen
Eisen	Eisen-238, Eisen-239, Plutonium-238, Plutonium-239	Lunge, Leber und Keimdrüsen
Zink	Zink-65	Knochen, Keimdrüsen
Vitamin B_{12}	Kobalt-60	Leber, Fortpflanzungsorgane
Schwefel	Schwefel-135	Haut

Chelatbildende Lebensmittel

Chelatbildner	
Natriumalginat	Kelp (bindet vorwiegend, Barium-140, Radium, Strontium-85, Strontium-90), Blaugrüne Algen (binden Cäsium-137), andere Meeresalgen
Pektin	Äpfel, Soja, Sonnenblumenkerne
Zybikolin	Miso
Phytate	Bohnen, Erbsen, Getreide
Zellulose und Lignin	unlösliche Nahrungsfaserstoffe

die Gesundheit des Darms fördern. Der Vitamin-B_{12}-Gehalt des Miso schützt vor der Resorption von Kobalt-60. Zudem enthält Miso zahlreiche andere Mineralstoffe, welche die Aufnahme radioaktiver Mineralien minimieren (siehe Tabelle auf Seite 219).

Miso verdankt seinen guten Ruf einer Geschichte, die sich verschiedenen Quellen zufolge während des Zweiten Weltkriegs ereignete. Dr. Akizuki war damals der Leiter des Heiligen-Franziskus-Krankenhauses, das sich nur einen Kilometer von jener Stelle entfernt befand, an der die von den Amerikanern auf Nagasaki abgeworfene Atombombe gezündet wurde. Dr. Akizuki und seine Mitarbeiter aßen regelmäßig Miso und blieben von Strahlenkrankheiten verschont. In den Wochen und Jahren nach der Atombombenexplosion widmeten sie sich in beispielhafter Weise der medizinischen Betreuung der Strahlungsopfer. Dr. Schechter gestand mir in einem persönlichen Gespräch jedoch, dass es westlichen Wissenschaftlern bisher nicht gelang, den Wahrheitsgehalt dieser Berichte zu überprüfen.

Im Jahre 1990 berichtete die Zeitschrift *Macrobiotics for Personal and Planetary Health* über die vor Strahlung schützende Wirkung von Miso. Japanische Wissenschaftler konnten nachweisen, dass Mäuse, die täglich Miso erhielten, 5-mal resistenter gegen Strahlenbelastungen sind als Mäuse, die ohne Miso ernährt werden. Bei der Verwendung von Miso ist jedoch zu beachten, dass dieses Produkt einen hohen Meersalzgehalt aufweist. Personen, die unter Bluthochdruck oder Herzkrankheiten leiden, sollten beim Verzehr von Miso Vorsicht walten lassen und fachkundigen Rat einholen.

Rote Bete ist ein weiteres wichtiges Lebensmittel, das vor Strahlenschäden schützen kann. Seit Langem ist die leber- und blutreinigende Wirkung der Roten Bete bekannt. Rote Bete eignet sich ferner zum Schutz des Nervensystems und zur Behandlung von Anämie. In all diesen Bereichen können Strahleneinwirkungen zu Schäden fuhren. Rote Bete ist reich an Eisen. Eine hohe Eisenresorption beeinträchtigt die Aufnahme der radioaktiven Isotope Plutonium-238 und Plutonium-239 sowie Eisen-55 und Eisen-59. Die beeindruckendste Studie über die Wirkung der Roten Bete wurde im *Journal of Dental Research* im Jahre 1973 veröffentlicht. Im Rahmen dieser von J. Wolsieffer durchgeführten Forschungsarbeit konnte bei Ratten, deren Futter zu 20 Prozent aus Roter Bete bestand, eine um 97 bis 100 Prozent geringere Cäsium-137-Aufnahme festgestellt werden als bei ihren Artgenossen, die ohne Rote Bete ernährt und den gleichen Strahlenbelastungen ausgesetzt wurden. Studien unter der Leitung von Dr. Siegmund Schmidt haben ergeben, dass frischer Rote-Bete-Saft die Vorbeugung und Behandlung strahlenbedingter Krebserkrankungen unterstützt. Rote-Bete-Saft ist besonders reich an Anthozyan, einer gegen Krebs und Leukämie aktiven Substanz. Wenn Sie allerdings in einer Region leben, in der das Grundwasser mit radioaktiven Partikeln belastet ist, können speziell die Wurzelgemüse wie Rote Bete hohe Konzentrationen radioaktiver Isotope aufweisen.

Des Weiteren bieten Blütenpollen einen guten Strahlenschutz. Sie stärken das Immunsystem und bewahren die roten und weißen Blutkörperchen vor Strahlenschäden. Blütenpollen sind reich an den Vitaminen A, B, C und E sowie an Nukleinsäuren, Lezithin, Zystin und wichtigen Mineralien wie Selen, Kalzium und Magnesium. All diese Vitalstoffe tragen ihren Teil dazu bei, unseren Organismus vor Strahlenschäden zu schützen.

Einer von Dr. Peter Hernuss an der Frauenklinik der Universität Wien durchgeführten Studie zufolge verringert die Einnahme von Blütenpollen die durch eine Bestrahlungstherapie hervorgerufenen schädlichen Nebenwirkungen. Bei 25 Frauen, die an inoperablem Gebärmutterkrebs litten, kam es durch die Anwendung von Blütenpollen zu deutlich weniger gesundheitsschädigenden Folgen der Strahlenbehandlung. Im Vergleich zur Kontrollgruppe, die keine Blütenpollen erhielten, litten die an dieser Studie beteiligten Frauen nur halb so oft an Übelkeit. Der im Zuge der Strahlentherapie einsetzende Appetitverlust konnte um 80 Prozent reduziert werden. Die Zahl der Schlaf-, Blasen- und Darmstörungen ging um 50 Prozent zurück. Die durch Strahlentherapie hervorgerufene allgemeine Schwäche und Abgeschlagenheit verbesserte sich durch die Einnahme von Blütenpollen um 30 Prozent. All diese Erfolge ließen sich durch die 3-mal täglich erfolgende Einnahme von 2 Esslöffeln Blütenpollen erzielen. Weitere klinische Studien haben diese Erkenntnisse mittlerweile bestätigt. Forscher der Stanford-Universität konnten nachweisen, dass Blütenpollen Mäuse vor Schäden durch Röntgenstrahlen bewahren.

Blütenpollen bestehen zu 15 Prozent aus Lezithin, welches Nervensystem und Gehirn vor Strahlung schützt. Lezithin schützt insbesondere vor den radioaktiven Isotopen Strontium-90, Jod-131, Krypton-85, Ruthenium-106, Zink-65, Barium-140, Kalium-42, Cäsium-137 und vor Röntgenstrahlen. Blütenpollen verhindern speziell bei den Gonaden die Anreicherung von Jod-131 und Plutonium-239. Außerdem schützen Blütenpollen den Körper vor anderen Umweltgiften wie Blei, Quecksilber, Aluminium, DDT, Nitraten und Nitriten. Blütenpollen sind reich an Nukleinsäuren, die in zahlreichen Studien die Überlebensrate von Mäusen erhöhten, die radioaktiver Strahlung ausgesetzt wurden. Eine sowjetische Studie stellte bei Ratten, die Nukleinsäuren erhielten, bevor sie bestrahlt wurden, eine 40-prozentige Erhöhung der Überlebensrate fest.

Blütenpollen sind jedoch weit mehr als nur ein vor Strahlung schützendes Lebensmittel. Genauso wie Meeresalgen haben Blütenpollen viele gesundheitsfördernde Eigenschaften und sollten regelmäßig verzehrt werden. Blütenpollen enthalten die schöpferische Lebenskraft der Pflanzenwelt. Der britische Wissenschaftler und Ernährungsexperte Dr. G. J. Binding schreibt dazu:

> *„Pollen sind das beste Lebensmittel und die beste Medizin, die je entdeckt wurden. Sie enthalten Vitamine, Mineralien, Eiweiße, Aminosäuren, Hormone, Enzyme und Fette im Über-*

fluss. Zudem kommen in Pollen wichtige Substanzen vor, die bislang noch nicht näher identifiziert werden konnten.“

Dr. Bindings Angaben zufolge enthalten Blütenpollen eine Lebenskraft, die

> *„einen erschöpften Körper kräftigt, energetisiert und ionisiert. Die Einnahme von Blütenpollen steigert die Leistungsfähigkeit und erhöht die Resistenz gegen Krankheiten … Blütenpollen sind in jeder Hinsicht eine vollkommene Nahrung.“*

Die hohe Lebensenergie der Blütenpollen stammt aus Millionen von lebendigen Pflanzenkräften. Jedes Pollenkorn enthält 4 Millionen kleine Pollenkörnchen. Und jedes dieser Körnchen ist der Same des Pflanzenreiches. Es kann eine Blüte befruchten, sodass sich daraus ein Obst, ein Getreide, ein Gemüse … entwickelt. Blütenpollen sind das ultimative biogene Lebensmittel. Sie strotzten vor Lebenskraft aus dem gesamten Pflanzenreich.

In der Bibel werden Blütenpollen 68-mal erwähnt. Auch im Talmud, dem Koran, den alten chinesischen, römischen, griechischen, russischen und slawischen Schriften werden Blütenpollen und Honig als Quelle für körperliche Regeneration und Gesundheit angepriesen. Viele griechische Philosophen meinten, Blütenpollen seien der Schlüssel zu ewiger Jugend. Blütenpollen waren auch fester Bestandteil in der Ernährung der ersten olympischen Athleten Griechenlands.

Pollen enthalten alle wichtigen Elemente, die für das menschliche Leben erforderlich sind. Die *San Francisco Medical Research Foundation* schätzt, dass Blütenpollen mehr als 5000 verschiedene Enzyme und Coenzyme enthalten – mehr als jedes andere Lebensmittel. Der hohe Gehalt an Enzymen wie Katalase, Amylase und pektinspaltenden Fermenten unterstützt die Verdauung. Nach manchen Studien werden Blütenpollen bereits im Magen in das Blut aufgenommen. Pollen enthalten vegetarisches und im menschlichen Körper aktives Vitamin B_{12}, fast alle anderen Vitamine des B-Komplexes, die Vitamine A, C, D und E, Rutin, alle essenziellen Aminosäuren, Linolensäure, Fette, komplexe Kohlenhydrate, einfache Zucker, RNS und DNS, Steroidhormonsubstanzen, ein dem menschlichen Gonadotropin ähnliches pflanzliches Hormon, 15 Prozent Lezithin sowie viele weitere unbekannte Faktoren. Französischen, italienischen und russischen Studien zufolge sind Blütenpollen das eiweißreichste Lebensmittel überhaupt. Pro Gewichtseinheit enthalten Blütenpollen 5- bis 7-mal mehr Eiweiß als Fleisch, Eier oder Käse. Zudem liegen die Proteine in Blütenpollen in vorverdauter Form vor und sind daher leichter verwertbar. Blütenpollen sind weiterhin reich an Mineralien und Spurenelementen wie Kalzium, Phosphor, Magnesium, Eisen, Mangan, Kalium, Kupfer, Silizium, Schwefelcholin, Titan und Natrium. Diese im pflanzlichen Stoffwechsel organisch gebundenen Mineralien nimmt unser Organismus besonders gut auf.

Nach Angaben von Dr. Paavo Airola haben russische und schwedische Studien eine verjüngende und lebensverlängernde Wirkung der Blütenpollen festgestellt. Blütenpollen verbessern den Allgemeinzustand, beugen Krankheiten vor, stärken das Immunsystem und regenerieren und aktivieren den Hormonhaushalt. Den Studien des französischen Arztes M. Esperrois zufolge enthalten Pollen antibiotisch wirksame Substanzen. Laut Esperrois führt die Einnahme von Blütenpollen auch zu einer Umkehr der Alterungserscheinungen der Haut. Dr. Airola berichtet von Studien, in denen sich Blütenpollen bei der Behandlung von Hämorrhoiden, Prostatabeschwerden, Asthma, Allergien, Verdauungsstörungen, Darmfäulnis, chronischer Bronchitis, multipler Sklerose, Magenschwüren, Arthritis, Heufieber und vorzeitigen Alterungserscheinungen als hilfreich erwiesen haben. Dr. Alain Caillais schreibt in *Le Pollen,* dass bereits 35 Gramm Blütenpollen pro Tag den gesamten Nähr- und Vitalstoffbedarf eines durchschnittlichen Menschen decken können. Diese Menge entspricht etwa 3½ Esslöffeln. Dr. Airola ist der Auffassung, dass Blütenpollen wie kein anderes Lebensmittel die Kriterien einer perfekten Nahrung erfüllen. Möglicherweise dachte Hippokrates bei seinem berühmten Ausspruch „Lasst die Nahrung eure Medizin sein“ auch an Blütenpollen.

Die Pollen werden von der weiblichen Arbeitsbiene dem Staubbeutel der Blüte entnommen und bleiben an ihren Beinen kleben. Bei der Rückkehr in ihren Bienenstock durchquert die Biene eine Art Schutzschicht. Dabei fallen einige der Pollenkörnchen von ihren Beinen ab. Ebenso wie bei Früchten muss auch für den Verzehr von Blütenpollen kein Lebewesen getötet werden. Manche Imker meinen, die Blütenpollen können bereits nach kürzester Zeit verderben, wenn man sie nicht innerhalb einer Woche aus dem Bienenstock entnimmt. Bei heißem Wetter müssen die Pollen in noch kürzeren Zeitabständen gesammelt werden. Auch getrocknete Blütenpollen können leicht verderben. Am besten kaufen Sie Ihre Blütenpollen frisch von einem Imker Ihres Vertrauens und lagern Sie im Gefrierfach Ihres Kühlschranks. Interessanterweise gefrieren Blütenpollen in der Regel auch im Eisschrank nicht. Dies könnte daran liegen, dass Pollen nur zu 3 bis 4 Prozent aus Wasser bestehen. Im Gefrierfach sind Blütenpollen erheblich länger haltbar als im Kühlschrank oder bei Zimmertemperatur. Wenn die Pollen bitter schmecken, sind sie womöglich bereits ranzig. In diesem Fall sollten Sie sie natürlich nicht kaufen. Einer Studie des Wissenschaftlers Haydak zufolge verlieren Blütenpollen, die bei Zimmertemperatur gelagert werden, innerhalb eines Jahres 76 Prozent ihrer Wirkung. Nach 5 Monaten haben sie schätzungsweise bis zu 50 Prozent ihrer gesundheitsfördernden Eigenschaften eingebüßt. Daher sollten Blütenpollen erntefrisch im Gefrierfach gelagert werden, am besten schon vom Imker. Suchen Sie einen Imker in ihrer Nähe, über den Sie frische Blütenpollen beziehen können. Je nach Gesundheitszustand und Geschmack empfiehlt sich die Einnahme von 1 Tee- oder Esslöffel Blütenpollen pro Tag.

Auch Hefe kann vor Strahlenschäden schützen. Sie ist reich an Selen, allen B-Vitaminen, einschließlich Vitamin B_{12}, und

Nukleinsäuren. All diese Substanzen verringern die durch Strahlenbelastungen auftretenden Beschwerden. In einer am *Montefiore*-Krankenhaus in New York durchgeführten Studie erhielten die Krebspatienten vor ihrer Bestrahlung eine Woche lang täglich 3 Esslöffel Hefe. Erstaunlicherweise blieben bei diesen Patienten alle sonst üblichen Nebenwirkungen der Strahlentherapie aus. Bei den Krebspatienten der Kontrollgruppe, die keine Hefe erhielten, traten schwere Symptome wie Übelkeit und Blutarmut auf. Lange Zeit bestand Unklarheit, ob Patienten, die unter Candida-Infektionen leiden, nicht besser alle Hefesorten meiden sollten. Mittlerweile ist jedoch erwiesen, dass Candida albicans die für Candida-Infektionen verantwortliche Hefesorte ist. Demgegenüber ist der am häufigsten als Nahrungsmittel eingesetzte Hefestamm *Saccharomyces cerevisiae* unbedenklich. Nur wenn das Immunsystem eines Menschen derart geschädigt ist, dass es zu Fehlreaktionen gegen alle Hefesorten kommt, sollten Hefeprodukte generell gemieden werden. Als Schutz vor Strahlenschäden empfiehlt sich eine Hefeeinnahme von 1 Esslöffel 3-mal täglich. Hefe und Lezithin haben einen hohen Phosphorgehalt. Um dies auszugleichen, sollten Sie bei der Verwendung hefe- oder lezithinreicher Produkte auf die gleichzeitige Einnahme von Kalziumpräparaten oder kalziumhaltigen Lebensmitteln achten.

Knoblauch besitzt nicht nur eine Vielzahl gesundheitsfördernder Eigenschaften, sondern vermag auch vor schädlichen Strahlen zu schützen. Die entsprechenden Substanzen sind die Aminosäure Zystein, organischer Schwefel und ein bislang noch unbekannter, von den Russen als Vitamin X bezeichneter Faktor, der die Resorption radioaktiver Elemente blockiert und gleichzeitig die Ausscheidung bereits vorhandener gesundheitsschädigender Isotope unterstützt. Die Vitamin X genannte Substanz ist auch in wildgewachsenen Zwiebeln und wildgewachsenem Ginseng nachweisbar. Der in allen Kohlsorten enthaltene Schwefel vermindert die Aufnahme des radioaktiven Isotops Schwefel-135.

Am wirkungsvollsten schützt Zystein vor Strahlenschäden. Diese Aminosäure wirkt antioxidantisch und unterbindet die Entstehung freier Radikale. Zystein bindet und deaktiviert das radioaktive Isotop Kobalt-60 und schützt vor Röntgenstrahlen. Dr. Schechter berichtet von japanischen Studien aus dem Jahre 1972, bei denen erstmals eine vor Radioaktivität schützende Wirkung des Zysteins entdeckt wurde. Mäuse, die über ihr Futter Zystein erhielten, konnten eine Strahleneinwirkung von 6 Gray überleben, während 70 Prozent ihrer Artgenossen, die kein Zystein bekamen, an dieser Dosierung zugrunde gingen. Die vor Kobalt-60-Strahlung schützende Wirkung des Zysteins haben mittlerweile mehrere Wissenschaftler bestätigt.

Seit Längerem ist bekannt, dass chlorophyllhaltige Lebensmittel einen Strahlenschutz bilden. Alle grünen, naturbelassenen Lebensmittel enthalten Chlorophyll. Forscher der US-Armee stellten zwischen 1959 und 1961 in Chicago fest, dass chlorophyllreiche Nahrung die Strahlenschäden bei Meerschweinchen um 50 Prozent reduziert. Diese Wirkung wurde bei Kohl, Blattgemüse, Spirulina, Chlorella, Weizengras, sämtlichen Sprossen und der blaugrünen Alge aus dem Klamath-See (*Alphanizomenonon-Flos-Aqua*) nachgewiesen. Insbesondere die Klamath-Algen eignen sich als Strahlenschutznahrung, da sie die Zelle vor destruktiven Veränderungen bewahren und die zelluläre Regenerationsfähigkeit verbessern. Eine Woche vor und mehrere Wochen nach Strahlenbelastungen sollten 4 Kapseln Algen (die jeweils 1 Gramm enthalten) 4-mal täglich eingenommen werden.

Ein Gramm gefriergetrocknete Klamath-See-Algen enthalten 0,279 Milligramm aktives und vom menschlichen Körper verwertbares Vitamin B_{12}. Ein großer Teil des Vitamin-B_{12}-Gehalts anderer Algen wie Spirulina liegt in der Analogform vor. Diese Analogform ähnelt Vitamin B_{12} in seiner chemischen Struktur, kann jedoch im Körper nicht in gleicher Weise verwertet werden. Die Analogform kann sogar Rezeptoren auf zellulärer Ebene blockieren und somit die Aufnahme des richtigen Vitamin B_{12} beeinträchtigen. Zur Deckung des Vitamin-B_{12}-Bedarfs empfiehlt sich daher die tägliche Einnahme von 1 Gramm Klamath-See-Algen.

Klamath-Algen stabilisieren den Blutzuckerspiegel und beugen den bei hypoglykämischen Zuständen auftretenden Stimmungsschwankungen vor. Die Algen sollten ein fester Bestandteil der bei Hypoglykämie eingesetzten Ernährungstherapie sein. Bei dieser Aussage stütze ich mich auf meine eigenen klinischen Erfahrungen. Leider gibt es bislang kaum wissenschaftliche Studien über die Bedeutung der Klamath-See-Algen in der Therapie vieler Krankheiten.

Die erstaunlichste Eigenschaft dieser Algen ist jedoch ihre Wirkung auf die Gehirnfunktion. Durch ihren extrem hohen SOEF-Gehalt regenerieren sie die körperlichen und geistigen Energien. Ich selbst verwende zwei verschiedene Klamath-Algen-Produkte. Bei dem einen handelt es sich um eine konzentrierte Flüssigkeit, die erntefrisch und ohne Verarbeitungsschäden in Flaschen abgefüllt wird. Des Weiteren nehme ich gefriergetrocknete Algen, die in Pulver- und Tablettenform erhältlich sind.

Aus der gleichzeitigen Einnahme der Flüssigkeit und der gefriergetrockneten Algen ergibt sich eine hervorragende synergistische Wirkung. Das gefriergetrocknete Produkt ist etwa 100-mal konzentrierter als die flüssigen Algen. Die Flüssigkeit wirkt dagegen mehr auf die feinstofflichen Energien des Gehirns. In den gefriergetrockneten Algen sind unter anderem energetisierte Neurotransmitter, Sulfonolipide und Vitamin B_{12} enthalten.

Bei 70 bis 80 Prozent aller Menschen, die Klamath-See-Algen einnehmen, kommt es zu einer Aktivierung der Gehirnfunktion. Insbesondere zur Unterstützung geistiger Tätigkeiten sind die Algen ein wahrer Segen. Auf einzigartige Weise unterstützen sie die Aufnahme neuer Informationen. Selbstverständlich sind die Algen kein Ersatz für einen gesunden Lebenswandel und genügend Schlaf.

Durch die Einnahme von Klamath-Algen kann ich meine Konzentrationsfähigkeit während eines Seminars enorm verbessern. In meinen Ernährungsseminaren spreche ich oft von 7 Uhr 30 bis 22 Uhr ohne Unterbrechung. Die Klamath-Algen erhalten meine körperliche und geistige Leistungsfähigkeit auf einem hohen Niveau. Sie unterstützen geistige Klarheit, Kreativität und tiefe Meditationen.

Aufgrund ihrer Wirkung auf die Gehirnfunktion entschloss ich mich dazu, den Einfluss der Klamath-See-Algen auf den Verlauf der Alzheimer-Krankheit zu untersuchen. Meine ersten Erkenntnisse wurden in der Winterausgabe des *Journal of the Orthomolecular Society* veröffentlicht. Ich berichtete über zwei Patienten, bei denen angesehene Universitätskliniken eine Alzheimer-Erkrankung diagnostiziert hatten. Bei einem Patienten konnten die Symptome durch die Einnahme der Algen teilweise rückgängig gemacht werden. Auch das zuvor rasche Fortschreiten der Senilität des anderen Patienten wurde gestoppt.

Ebenso wie Blütenpollen und Meeresalgen halte ich Klamath-See-Algen für ein Nahrungsergänzungsprodukt, das täglich eingenommen werden sollte.

Antioxidantisch wirkende Enzyme aus Weizensprossen schützen nicht nur vor Strahlenschäden, sondern auch vor allen giftigen Substanzen, die in Luft, Wasser und Boden vorkommen und zur Bildung freier Radikale führen. Auch bei erhöhtem geistigem Stress und viralen Infektionen entstehen im Körper vermehrt freie Radikale, die den Alterungsprozess beschleunigen. Lebendige Enzyme aus biologisch angebauten Weizensprossen neutralisieren die Wirkung freier Radikale im Organismus. Zur Herstellung dieser Enzymprodukte werden ganze dehydrierte Sprossen verwendet, sodass das breite Wirkungsspektrum des kompletten Lebensmittels erhalten bleibt.

Andere antioxidantisch wirkende Vitalstoffe werden als Multivitaminpräparate angeboten. Derartige Produkte haben zwar eine gewisse Wirkung, enthalten jedoch meist nur synthetisch hergestellte Vitamine. Sie wirken daher nie ganzheitlich gesundheitsfördernd wie lebendige Nahrungsmittel oder die aus ihnen hergestellten Nahrungsergänzungsprodukte. Die für Enzymprodukte verwendeten Weizensprossen werden aufgrund ihrer genetisch vorgegebenen Eigenschaften ausgesucht. Sie wachsen unter Bedingungen, die eine hohe Konzentration antioxidantisch wirkender Enzyme wie Superoxid Dismutasen, Methionin Reduktasen, Glutathion Peroxidasen und Katalasen garantieren. Die beiden wichtigsten Hersteller antioxidantischer Enzyme aus Weizensprossen sind die Firmen *Bioguard* und *Biotech*. Laut Dr. Steven Levine und Parris Kidd bilden antioxidantische Enzyme die vorderste Abwehrlinie des Körpers gegen freie Radikale. Antioxidantische Enzyme können auch bei längeren Flugreisen als Schutz vor der erhöhten Strahlenbelastung eingenommen werden.

Freie Radikale wirken überwiegend auf zellulärer Ebene. Die meisten im Handel erhältlichen Vitaminpräparate, insbesondere die Vitamine C, A und E, sowie Multivitaminprodukte, neutralisieren jedoch lediglich die im Blut vorhandenen freien Radikale. Nur antioxidantisch wirkende Enzyme können auch auf zellulärer Ebene die destruktive Wirkung freier Radikale verhindern.

Wie viele aus Weizensprossen hergestellten antioxidantischen Enzymtabletten pro Tag eingenommen werden sollten, richtet sich nach dem eigenen Körpergewicht und dem durch freie Radikale verursachten Stress. Von den Produkten der Firmen *Bioguard* und *Biotech* sollten maximal 12 Tabletten pro Tag eingenommen werden. Um der destruktiven Wirkung der freien Radikale im Körper optimal entgegenzuwirken, empfiehlt sich die Einnahme von 3 Tabletten 4-mal täglich jeweils ½ Stunde vor dem Essen. Verschiedene Studien haben ergeben, dass eine allmähliche Erhöhung der täglichen Dosierung zu einer enormen Steigerung der Enzymaktivität im Blut führt. Ab einer gewissen Schwelle lässt sich jedoch durch eine weitere Erhöhung der Dosis keine Verbesserung der Wirkung mehr erzielen. Wenn Sie in Ihrem Alltag größeren Giftmengen ausgesetzt sind, sollten Sie sich nach den vom Hersteller empfohlenen maximalen Einnahmemengen richten.

Lebensmittel, Kräuter und Nahrungsergänzungsmittel, die vor Strahlung schützen

Lebensmittel	**vor Strahlung schützende Faktoren**
Miso	Mineralien, Zybikolin, 5 Prozent Ethylester (vor Krebs schützende Faktoren)
Meeresalgen, Kelp	Eisen, Kalium, Jod und 56 weitere Mineralstoffe, Natriumalginat
Sonnenblumenkerne, Äpfel, Soja	Pektin
Getreide, Obst, Gemüse	Faserstoffe, Phytate
Rohkost	alkalisiert und entgiftet den Organismus
schwefelhaltige Gemüse (Brokkoli, Kohl, Blumenkohl, Radieschen)	Schwefel, Zystein
Blütenpollen	Vitamin B_6, Vitamin B_{12}, Folsäure, RNA, DNA; erhöhen die Überlebensrate nach Strahlentherapien um 40 Prozent; bestehen zu 15 Prozent aus Lezithin, welches Nerven, Gehirn und Gonaden vor Strahlenschäden schützt
Chlorophyllhaltige Lebensmittel	reduzieren die nach Bestrahlungen zu erwartenden Nebenwirkungen um 50 Prozent
Rote Bete	bietet 97 bis 100-prozentigen Schutz vor Cäsium-137
Knoblauch, Ginseng, Zwiebeln	schützen vor Mutagenese; haben eine antioxidantische Wirkung und einen hohen Selengehalt
Blaugrüne Algen	schützen vor Krypton-85 und Cäsium-137; hoher Chlorophyllgehalt
Sibirischer Ginseng	adaptogene Wirkung; verdoppelt die Lebenszeit von strahlengeschädigten Ratten

Nahrungsergänzungsprodukte	vor Strahlung schützende Faktoren
Germanium	antioxidantische Wirkung
Zystein	neutralisiert freie Radikale, schützt vor Röntgenbelastungen sowie vor Kobalt-60 und Schwefel-35
Vitamin C und Rutin	reduzieren die Nebenwirkungen von Strahleneinwirkungen um 50 Prozent; fördern die Stabilität von Blutgefäßen
Vitamine A und D	lösen Strontium aus den Knochen
Vitamin E	schützt ungeborene Kinder vor Cäsium-137; stärkt das Immunsystem; beugt der Krebsentstehung vor; neutralisiert freie Radikale
Entgiftungsbäder	1 Pfund Meersalz + 1 Pfund Bikarbonat

Durch das Waschen und Schälen von Obst und Gemüse in Clorox können 100 Prozent der aus radioaktivem Fallout stammenden Rückstände beseitigt werden.

Schützende Kräuter

Sibirischer Ginseng, der auch als *Eleuthero* oder als *Eleuthrococcus senticosus* bezeichnet wird, darf nicht mit dem mittlerweile auch im Westen bekannten herkömmlichen Ginseng verwechselt werden. Botanisch gesehen hat sibirischer Ginseng mit normalem Ginseng nichts zu tun. Trotz seines Namens stammt er auch nicht aus Russland oder China. Anders als die Wurzel *Ginseng panax* wird sibirischer Ginseng von einem Strauch gewonnen. Insbesondere in Russland wurde seine Wirkung umfassend erforscht.

Sibirischer Ginseng wird als adaptogen bezeichnet, da er nach allen körperlichen, emotionalen und externen Belastungen eine ausgleichende und heilende Wirkung auf den Organismus hat. Viele Studien aus der ehemaligen Sowjetunion belegen, dass die Einnahme von sibirischem Ginseng die Folgeschäden nach Strahlenbelastungen stark verringert. Mit großem Erfolg wurde er bei der Behandlung akuter und chronischer Strahlenschäden eingesetzt. Zu den Symptomen, die sich dadurch abschwächen ließen, zählten Blutungen, Anämie, Schwindelgefühle, Übelkeit, Erbrechen und röntgenstrahlenbedingte Kopfschmerzen. Auch die Überlebenszeit nach hohen Strahleneinwirkungen ließ sich durch sibirischen Ginseng verlängern.

In einer Studie nahmen Patienten eine Stunde vor der Strahlentherapie sibirischen Ginseng ein. Durch diese Maßnahme konnten viele der sonst üblichen Nebenwirkungen wie allgemeines Unwohlsein und Krankheitsgefühl, Appetit- und Schlaflosigkeit, Stimmungsschwankungen, Schwindelgefühle und Übelkeit vermieden werden. Den sowjetischen Studien zufolge lassen sich die unerwünschten Folgesymptome nach Strahlenbehandlung am effektivsten verhüten, wenn mit der Einnahme von sibirischem Ginseng 2 bis 4 Tage vor Therapiebeginn begonnen wird. Bei einer Dosierung von 2 Millilitern Kräuterextrakt pro Tag traten bei den Patienten fast keine Nebenwirkungen auf. Bei vielen blieb das allgemeine Wohlbefinden trotz der Strahlenbehandlung unverändert. Andere Studien deuten jedoch darauf hin, dass auch die Einnahme von sibirischem Ginseng das Auftreten mancher Nebenwirkungen einer Strahlentherapie nicht verhindern kann, wenn gleichzeitig eine Chemotherapie stattfindet. Dennoch empfehlen die Wissenschaftler, während einer Strahlentherapie 5-mal täglich etwa 30 Tropfen sibirischen Ginseng einzunehmen.

Sibirischer Ginseng erhöht die Resistenz gegen schädliche Nebenwirkungen der zur Behandlung von Krebs eingesetzten Strahlen- und Chemotherapie. Meine eigene klinische Erfahrung bestätigt, dass sibirischer Ginseng nahezu alle körperlichen Funktionen unterstützt. Insbesondere eignet er sich zur

Stärkung endokriner Drüsen und des Immunsystems, die den Organismus vor Schäden durch körperlichen, emotionalen, chemischen, biologischen und physikalischen Stress schützen.

Bei erhöhtem Stress jeglicher Art empfiehlt es sich, 3-mal täglich vor den Mahlzeiten 20 bis 40 Tropfen Flüssigkeitsextrakt einzunehmen, das bei Zimmertemperatur gelagert werden sollte. Dr. Schechter hält das biologische Extrakt des sibirischen Ginseng für die wirkungsvollste Form. Kinder können 2-mal täglich 1 Tropfen pro Lebensjahr nehmen. Erwachsene, die keinem offensichtlichen Stress ausgesetzt sind, sollten 1-mal täglich 20 bis 40 Tropfen einnehmen, zwischendurch jedoch immer wieder einmal für mehrere Monate mit der Einnahme aussetzen.

Echinacea ist eine weitere Substanz, die das Immunsystem während einer Strahlentherapie stärken kann. *Echinacea* sollte jeweils etwa eine Woche vor und eine Woche nach Strahlenbehandlungen eingenommen werden. Auch *Panax Ginseng* schützt vor Strahlenschäden, da es die Funktionsfähigkeit von Immunsystem und Knochenmark steigert und viele Organsysteme des Körpers energetisiert.

Eine fettarme, faserstoffreiche vegetarische Ernährung, die viele naturbelassene Kohlenhydrate und Meeresalgen enthält und zu 80 Prozent aus Rohkost besteht, bewirkt einen leichten Basenüberschuss im Körper, der seinerseits einen gewissen Schutz vor Strahleneinwirkungen gewährt. Eine solche Kost besteht aus Lebensmitteln, die in der Nahrungskette weit unten stehen und somit meist nur geringfügige Rückstände von radioaktiven Isotopen aufweisen. Demgegenüber enthalten insbesondere Fleisch- und Milchprodukte hohe Konzentrationen von radioaktivem Jod-131 und Strontium-90.

Ein wichtiger Bestandteil der Strahlenschutzernährung sind Meeresalgen. Um die Mineralstoffreserven des Körpers aufzufüllen, sollten etwa 80 Gramm Meeresalgen pro Woche verzehrt werden. Da immer mehr Gewässer verunreinigt sind, sollten Sie prüfen, ob die von Ihnen gekauften Meeresalgen ebenfalls belastet sind. Erkundigen Sie sich, welche Firmen ihre Produkte auf Schadstoffrückstände prüfen lassen. Wichtig ist, dass die Meeresalgen keine polychlorierten Biphenyle, Kohlenwasserstoffe, Insektizide, Herbizide und keine Schwermetalle wie Blei, Arsen, Quecksilber oder Cadmium enthalten. Bedauerlicherweise werden wahrscheinlich fast immer Spuren einiger dieser Substanzen zu finden sein. Die Rückstände sollten jedoch die von der Weltgesundheitsorganisation veröffentlichten Grenzwerte deutlich unterschreiten. Des Weiteren müssen die Produkte auch frei sein von Verunreinigungen durch coliforme Bakterien, *Escherichia coli*-Bakterien, Pilze oder Parasiten.

Ich selbst esse täglich rohe Meeresalgen. Da jede Meeresalge unterschiedliche radioaktive Partikel anzieht, sollten Sie im Verlauf einer Woche verschiedene Algensorten verzehren. Für einige Menschen ist der Geschmack von Meeresalgen jedoch gewöhnungsbedürftig. Miso ist auch in biologischer, roher Form erhältlich und kann für die Zubereitung von Suppen verwendet werden. Die Suppen sollte man allerdings auf nicht mehr als 48 Grad Celsius erhitzen. Auch für Tahini-Soßen oder Salatdressings ist Miso bestens geeignet.

Sauerkraut hat einen hohen Schwefelgehalt. Wer normalen Knoblauch nicht verträgt, kann auf verschiedene sonnengetrocknete Knoblauchprodukte zurückgreifen, die nicht so anregend und streng wirken wie frisches Knoblauchöl. Obgleich eine naturbelassene Ernährung bereits einen hohen Chlorophyllgehalt aufweist, empfehle ich die zusätzliche Einnahme von Klamath-See-Algen, da diese die Gehirnfunktion fördern und vor Strahlenschäden schützen. Weiterhin sollte täglich 1 Esslöffel Blütenpollen eingenommen werden.

Verwenden Sie auch sibirischen Ginseng. Er erhöht nicht nur die Resistenz und Regeneration bei Strahlenbelastungen, sondern vermindert auch die aus einer stressbetonten Lebensweise resultierenden Schäden. Insbesondere auf Reisen und zur Vermeidung von Jetlag ist sibirischer Ginseng geeignet.

Hefe ist von den vor Strahlen schützenden Lebensmitteln das einzige, dessen regelmäßige Einnahme ich nicht empfehlen kann, da es sich um kein lebendiges Produkt handelt. In Phasen erhöhter Strahlenbelastung ist der Verzehr von Hefe jedoch durchaus sinnvoll.

Lichtnahrung

Licht ist die ursprüngliche Kraft, welche die Energetisierung und Entwicklung allen Lebens ermöglicht. Licht und Gesundheit sind untrennbar miteinander verbunden. Durch die Verwendung von Brillen, Sonnenbrillen, Kontaktlinsen, Sonnencremes, künstlichen, fluoreszierenden Lichtquellen, einen von der Natur entfremdeten Lebenswandel und eine unnatürliche Ernährung haben wir uns von der Quelle des Leben spendenden Lichts abgewendet. Viele von uns leiden daher an einem chronischen Lichtmangel. Wie die Mangelernährung kann auch eine „Mangelerleuchtung" zu Gesundheitsstörungen führen und uns davon abhalten, unser volles menschliches Potenzial zu entfalten.

Nach Meinung des Nobelpreisträgers Dr. Szent-Györgyi werden die Lebensprozesse erst durch einen elektrischen Strom ermöglicht, den wir aus dem Sonnenlicht aufnehmen. Ohne Licht gibt es kein gesundes Leben. Diese Anschauung bestätigt die Bedeutung der vegetarischen Rohkosternährung, über die Licht in unseren Organismus gelangen kann. Wir sind menschliche Fotozellen, die vom Sonnenlicht ernährt werden.

Wenn Dr. Szent-Györgyi vom Strom des Sonnenlichts spricht, meint er damit die geladenen Einzelelektronen, die ihre Energie in unsere submolekularen Strukturen übertragen, ohne dabei die Molekülstruktur zu verändern. Die Quantenphysik bestätigt das intuitiv entwickelte Ernährungsmodell, in dem naturbelassene pflanzliche Lebensmittel als verdichtetes Sonnenlicht gelten, welches beim Verzehr auf den menschlichen

Organismus übertragen wird. Der Umweg über das Tier führt zu einem erheblichen Verlust der bioelektrischen Energiemuster. Neben Fleisch- und Milchprodukten ist die Sonnenlichtenergie auch in stark verarbeiteten und gekochten vegetarischen Nahrungsmitteln nur noch in geringem Maße vorhanden.

Über unsere Lebensmittel gelangt die Photonenenergie des Sonnenlichts in unseren Körper und steht somit dem Stoffwechsel zur Verfügung. In seinen Studien konnte Dr. Hans Eppinger junior nachweisen, dass Zellen ähnlich wie Batterien funktionieren. Je gesünder ein Mensch ist, umso stärker ist die Ladung seiner Zellbatterie. Krankheiten gehen demgegenüber immer mit einer Entladung der Zellen und den daraus resultierenden Funktionsverlusten einher. Die bahnbrechende Entdeckung Eppingers war, dass nur unerhitzte, naturbelassene Lebensmittel das Zellbatteriepotenzial erhöhen können.

Den zellulären Stoffwechsel kann man sich ebenfalls wie eine Batterie vorstellen. Der positive Pol wird energetisch vom Sauerstoff aufgeladen. Der negative Pol wird von der Photonenenergie aufgeladen, die ursprünglich aus dem Sonnenlicht stammt und über naturbelassene vegetarische Lebensmittel in unseren Organismus gelangt. Die elektronenreiche Nahrung entlädt ihre Elektronenenergie im Zytochrom-Oxidase-Zyklus. In diesem Zyklus wird die Elektronenenergie in ATP umgewandelt. ATP ist das energiespeichernde Molekül aller biologischen Systeme. Die biochemische Energiefreisetzung über ATP ist die Grundvoraussetzung für alle energieverbrauchenden Prozesse auf molekularer Ebene.

Die Elektronen werden mit dem am positiven Pol der intrazellulären Batterie befindlichen Sauerstoff durch den Zytochrom-Oxidase-Zyklus geführt. Dieser Prozess kann umso leichter ablaufen, je mehr Sauerstoff dem System zur Verfügung steht. Atemübungen, der Verzehr sauerstoffreicher Lebensmittel und der Aufenthalt in reiner, sauerstoffreicher Luft können zu einer Erhöhung des Sauerstoffgehalts in unserem Organismus beitragen. In jeder Zelle gibt es einen Zytochrom-Oxidase-Zyklus, der auf Elektronenenergie angewiesen ist. Diese Elektronenenergie stammt aus pflanzlichen Lebensmitteln und aus dem Licht, das wir direkt aufnehmen. In gekochter Nahrung ist das harmonische Resonanzmuster der Elektronenenergie zumindest teilweise zerstört. Die logische Schlussfolgerung aus diesen wissenschaftlichen Erkenntnissen lautet, möglichst viele elektronenreiche Lebensmittel wie Früchte, Gemüse, rohe Nüsse und Samen sowie gekeimte oder eingeweichte Getreide zu verzehren.

Die deutsche Wissenschaftlerin Dr. Johanna Budwig hat Physik, Pharmazie, Biochemie und Medizin studiert. Sie ist eine der ersten Forscherinnen, die ein tiefes Verständnis der Quantenmechanik und Physik mit den neuesten Erkenntnissen aus den Bereichen der Biochemie und Physiologie verbindet. Ihren Erkenntnissen zufolge sind elektronenreiche naturbelassene Lebensmittel nicht nur Elektronenspender, sondern wirken im Körper auch als Solar-Resonanz-Felder, welche die Sonnenergie in den Körper übertragen und verwertbar machen. Laut Dr. Budwig werden die Photonen des Sonnenlichts von den in unserem biologischen System resonierenden Elektronen angezogen, insbesondere von den in Lipiden vorkommenden Elektronenwolken, die Doppelbindungen aufweisen. Diese sonnenlichtähnlichen Elektronen werden Pi-Elektronen genannt. Das Pi-Elektronensystem in unserer Molekularstruktur zieht die Sonnenphotonen an und aktiviert sie. Nach Angaben von Dr. Budwig wirkt die aus diesen Solarphotonen stammende Energie als „Antientropiefaktor“. Aus biologischer Sicht ist Entropie mit Alterungserscheinungen gleichzusetzen. Antientropie ist die Umkehr des Alterungsprozesses. Aus quantenphysikalischer Sicht altern Photonen nicht. Sie sind ebenso schnell wie die Zeit. Sonnenphotonen übertragen Ordnung (Antientropieenergie) in die Pi-Elektronen unseres biologischen Systems. Je mehr Licht wir aufnehmen, umso besser werden unsere Gesundheit gefördert und das Auftreten von Alterungserscheinungen hinausgezögert.

Wenn Sie sich überwiegend von stark verarbeiteten oder gekochten Nahrungsmitteln ernähren, nehmen Sie nur geringe Mengen an energetisierenden Solarelektronen auf. Nur durch eine angemessene Aufnahme an Solarelektronen lässt sich ein starkes Elektronenresonanzfeld im Organismus aufbauen. Laut Dr. Budwig können stark verarbeitete Nahrungsmittel sogar den gesunden Elektrizitätsfluss in einem biologischen System unterbinden. Je gesünder unser Organismus ist, umso eher können wir Solarelektronen nicht nur über die Nahrung, sondern auch direkt über das Sonnenlicht und sogar über andere Sonnensysteme und Galaxien anziehen und speichern. Je besser wir Solarelektronen über die Sonneneinstrahlung aufnehmen können, umso geringer wird unsere Anfälligkeit für Sonnenbrand und Hautkrebs.

Die wahrscheinlich solarelektronenreichsten Lebensmittel sind Spirulina und Leinsamen. Dr. Budwig berichtet von Fällen, in denen es bei schwer kranken Menschen und Krebspatienten durch die Einnahme großer Mengen an Leinöl zu Remissionen kam. Leinöl erzeugt im Organismus einen für Heilungsprozesse unverzichtbaren hohen Elektronenenergiegehalt.

Spirulina, das in Höhenlagen bei hohen Temperaturen wächst, ist reich an Beta-Karotin, anderen Karotinoiden, Enzymsystemen und weiteren biologischen Substanzen, welche die Aufnahme solarer und kosmischer Strahlung unterstützen. Obgleich meine Mitarbeiter und ich in einer Region leben, in der wir bei unserer Gartenarbeit ständig einer intensiven Sonneneinstrahlung ausgesetzt sind (unser *Tree of Life*-Gesundheitszentrum befindet sich in den Bergen von Patagonia im US-Bundesstaat Arizona), kommt es praktisch nie zu Sonnenbränden. Ich führe dies auf die Einnahme von Spirulina und die Verwendung der von Dr. Christopher Hills von der Firma *Light Force* entwickelten Phycotene Creme zurück.

Andere wissenschaftliche Studien bestätigen, dass sich Spirulina und Phycotene Creme zur Behandlung von Hautkrebs und Präkanzerosen der Haut eignen. Durch die Verwendung dieser Produkte konnten sich die meisten der untersuchten Personen, die unter einer Überempfindlichkeit gegen Sonnenlicht litten, über längere Zeiträume unbeschadet der Sonne aussetzen. 75 Prozent derjenigen, die auf diese Produkte ansprachen, konnten ihre Sonnenlichttoleranz um das Vierfache steigern. Besonders bedeutsam ist diese Erkenntnis in Anbetracht der Tatsache, dass wir menschliche Fotozellen sind, deren Gesundheit bei einer zu geringen Lichteinwirkung Schaden nimmt.

In rohem Leinöl und unerhitztem Eiweiß sind jeweils drei Elektronenwolken mit Doppelbindungen enthalten, die laut Dr. Budwig zur Entstehung eines bipolaren Gitters führen, das die Aufnahme, Speicherung und Übertragung von Solarelektronen unterstützt und die Solarresonanz verbessert. Dr. Budwig empfiehlt daher den gleichzeitigen Verzehr von Leinöl und eiweißreichen Nahrungsmitteln. Geeignete vegetarische Alternativen zu dem von ihr empfohlenen Hüttenkäse sind Blütenpollen und Spirulina.

Nach Dr. Budwig deuten die Entdeckungen der modernen Physik und Quantenbiologie daraufhin, dass es kein Lebewesen gibt, welches die Sonnenelektronen in ebenso großen Mengen aufnehmen kann wie der Mensch. Wir Menschen besitzen wohl eine einzigartige Affinität zum Sonnenlicht. Auf die gleiche Weise sind wir auch mit den Sternen verbunden, deren Lichtenergie wir über die Solarelektronenresonanz aufnehmen und biochemisch verwerten können. Das Licht verbindet uns mit dem gesamten Universum.

Durch den Verzehr solarelektronenreicher Lebensmittel führen wir unserem Organismus solare und kosmische Energie zu. Je mehr wir von dieser Energie in unserem Körper speichern, umso leichter können wir solare und kosmische Strahlen direkt aufnehmen. Unsere Gesundheit und unser Bewusstsein sind von der Fähigkeit abhängig, Elektronenenergie anzuziehen, zu speichern und für die Energetisierung und Steuerung aller Lebenskräfte zu verwerten. Je mehr Lichtenergie wir aufnehmen können, umso stärker ist unser elektromagnetisches Feld und umso mehr Energie steht uns für Heilungsprozesse und die Erhaltung eines optimalen Gesundheitszustands zur Verfügung.

Ein starkes solares Resonanzfeld fördert die Entfaltung unseres Potenzials als menschliche „Sonnenwesen". Das Licht ermöglicht die Evolution, während ein Photonenmangel in unserem Körper unweigerlich zu Gesundheitsstörungen führt. Licht und Bewusstsein sind untrennbar miteinander verbunden. Bereits zu Beginn des 20. Jahrhunderts lehrte Rudolf Steiner, der Begründer der anthroposophischen Medizin, des Waldorf-Schulsystems und der biologisch-dynamischen Landwirtschaft, dass die Aufnahme äußeren Lichts die Entfaltung unseres inneren Lichts fördert. Je besser wir in der Lage sind, Licht aufzunehmen und zu verwerten, umso mehr kann sich unser Bewusstsein erweitern. Je stärker wir uns selbst durch die Aufnahme des Lichts transformieren, umso mehr werden wir zu diesem Licht. Dies ist das Geheimnis des bewussten Essens.

Gabriel Cousens

Ganzheitliche Ernährung

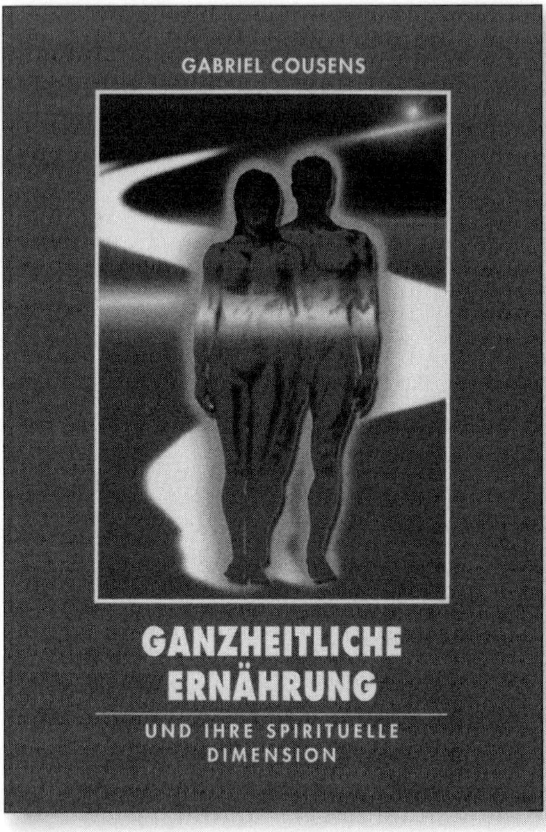

Wissenschaftler und Mystiker zugleich, verdeutlicht Dr. med. Gabriel Cousens die Zusammenhänge zwischen Ernährung und der Entfaltung der Chakren, dem Aufstieg der Kundalini sowie unserer spirituellen Verwirklichung im Alltag.

Euro 19,90 (D) • 380 Seiten, gebunden• ISBN 978-3-934647-45-9

Gabriel Cousens

Die Kunst der Zubereitung lebendiger Nahrung

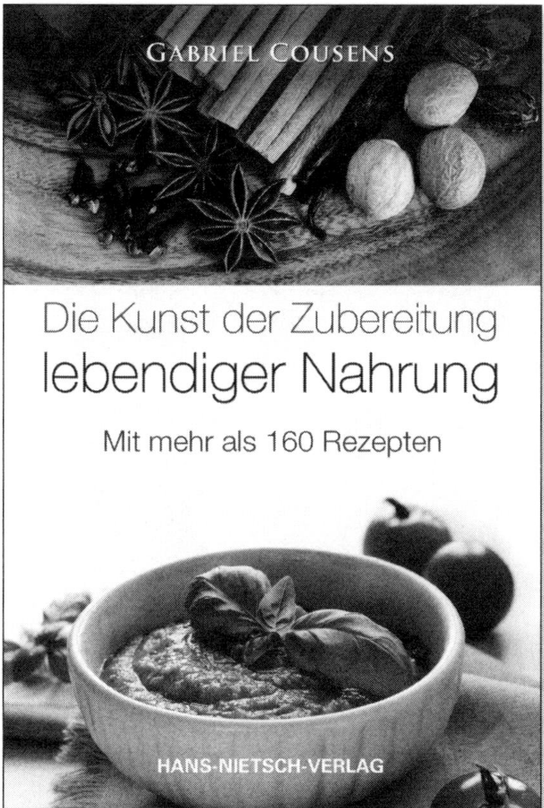

Dieses Rezept-Buch bietet köstliche, einfach zuzubereitende Frischkost-Mahlzeiten, die die Lebensenergie stärken, die Selbstheilungskräfte des Körpers aktivieren und ein wahres Erlebnis sind für Körper und Geist.

Euro 19,90 (D) • 160 Seiten, Broschur • ISBN 978-3-934647-45-9

Victoria Boutenko
im HANS-NIETSCH-VERLAG

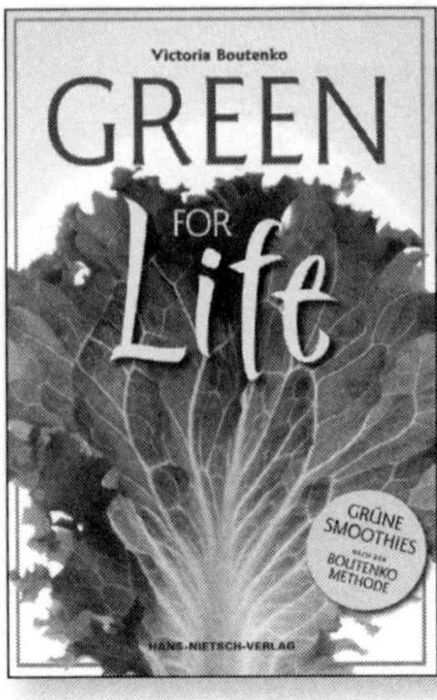

Green for Life

Euro 16,90 (D)
ISBN 978-3-939570-43-1

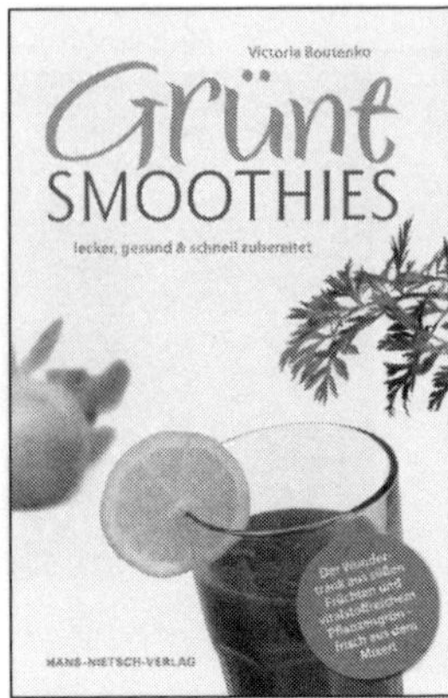

Grüne Smoothies

Euro 16,90 (D)
ISBN 978-3-939570-70-7

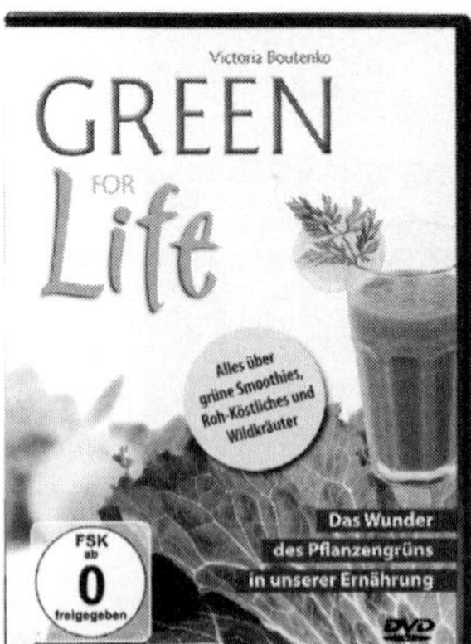

DVD – Green for Life

Euro 16,90 (D)
ISBN 978-3-939570-92-9

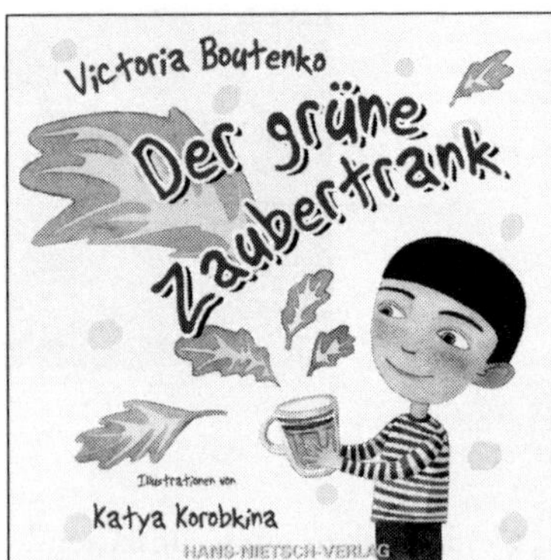

Der grüne Zaubertrank

Euro 14,90 (D)
ISBN 978-3-86264-229-8

Markus Rothkranz
im HANS-NIETSCH-VERLAG

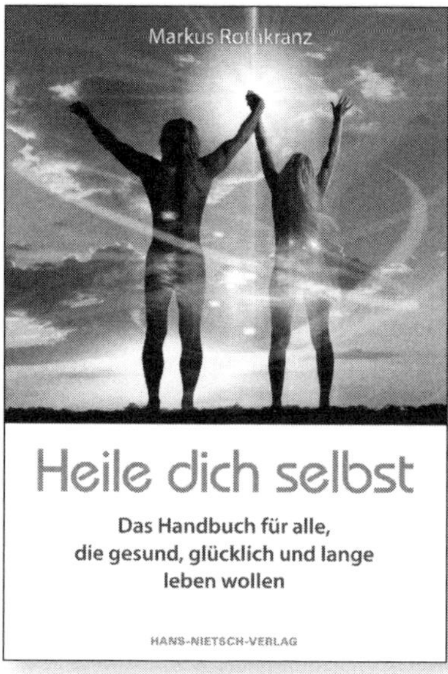

Heile dich selbst
Ein inspirierender praktischer Ratgeber mit wissenschaftlich fundiertem Hintergrundwissen sowie zahlreichen Tipps, lebendig und überzeugend geschrieben von Markus Rothkranz – dem leidenschaftlichsten und inspirierendsten Verfechter der Rohkosternährung.

223 Seiten, Broschur,

Euro 18,90 (D)

ISBN 978-3-939570-88-2

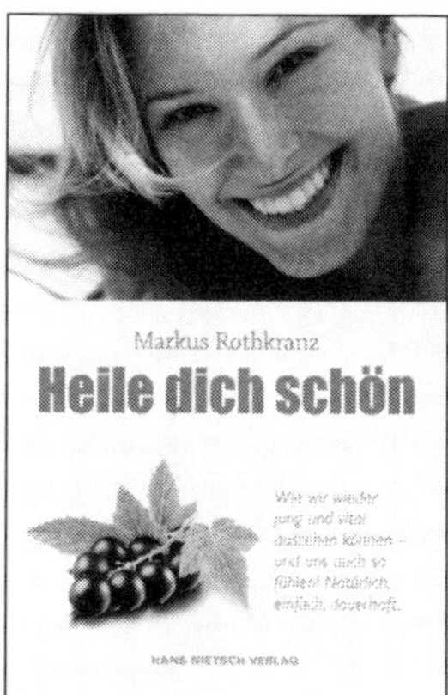

Heile dich schön

Euro 18,90 (D)

ISBN 978-3-86264-212-0

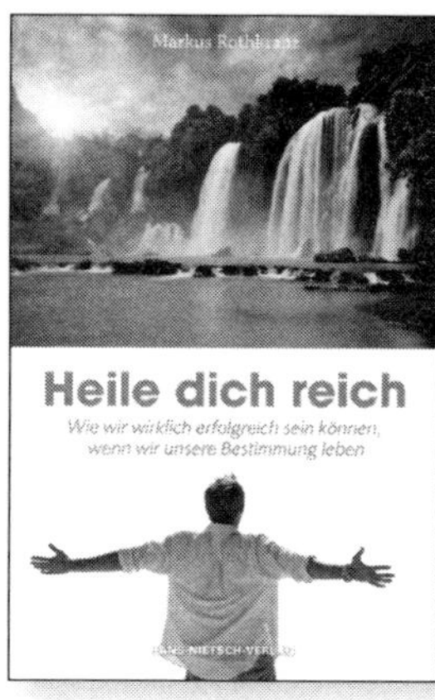

Heile dich reich

Euro 18,90 (D)

ISBN 978-3-86264-221-2

John Robbins
im HANS-NIETSCH-VERLAG

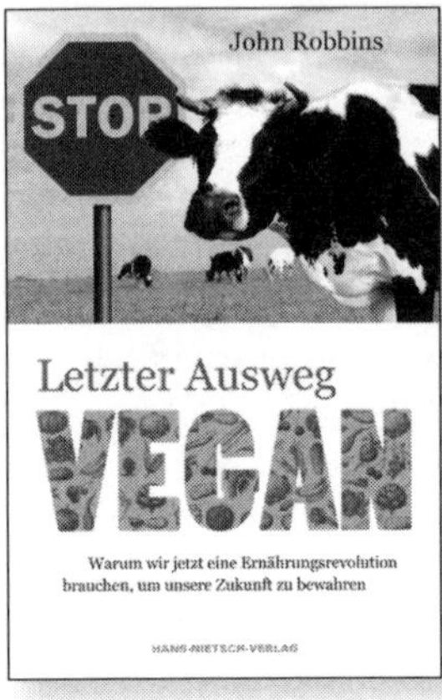

Letzer Ausweg vegan

Euro 17,90 (D)
ISBN 978-3-86264-220-5

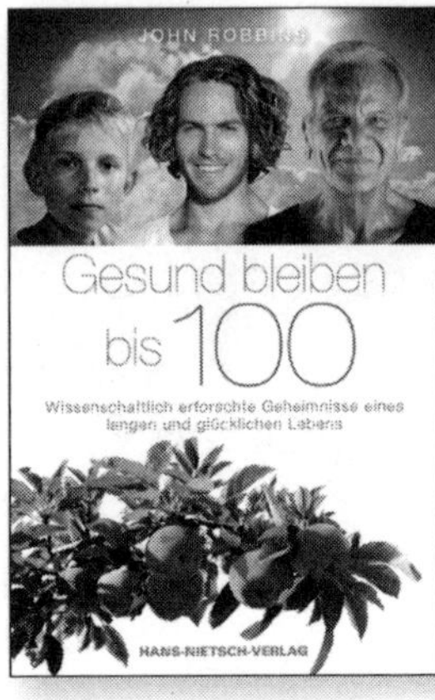

Gesund bleiben bis 100

Euro 19,90 (D)
ISBN 978-3-86264-202-1

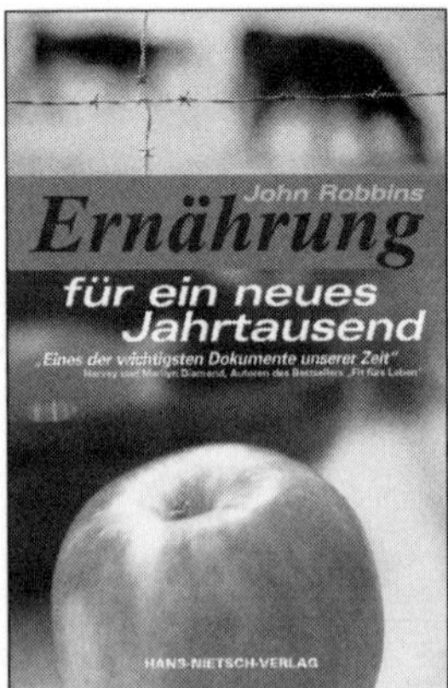

Ernährung
für ein neues Jahrtausend

Euro 19,90 (D)
ISBN 978-3-929475-08-1

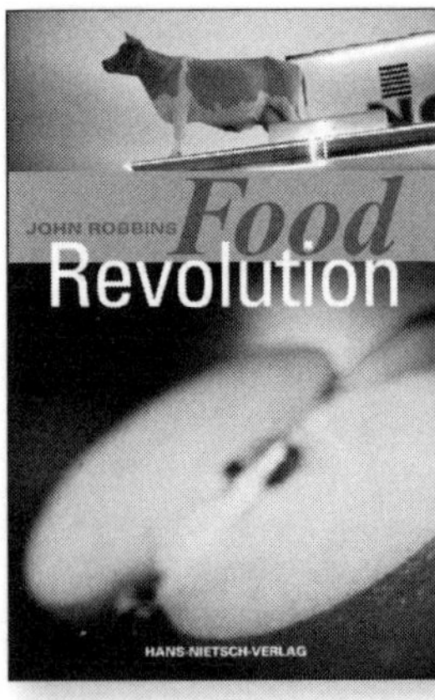

Food Revolution

Euro 19,90 (D)
ISBN 978-3-934647-50-3